护理院业务与管理丛书

护理院院长管理

主　审　陈银忠

总主编　张秀花

主　编　陈建群

科学出版社

北京

内 容 简 介

　　本书共分为 11 章，包括总论、护理院行政管理、医疗质量与医技质量管理、护理质量管理、照护质量管理、感染控制管理、后勤管理、财务管理、信息管理、安全管理及文化建设等。根据护理院入住多为失能、半失能老年人，且多病共存等人群特点，围绕该人群所需的医养康护管理为基础，重点从医养护理管理实际出发，结合国内外新进展，尤其是各种指南、行业标准等，总结并提炼出准确而清晰的护理院院长管理规范的标准方案。

　　本书适合护理院及各类养老机构的院长、管理人员及其相关人员参考阅读和使用。

图书在版编目（CIP）数据

护理院院长管理 / 陈建群主编. —北京：科学出版社，2021.3
（护理院业务与管理丛书）
ISBN 978-7-03-068127-0

Ⅰ. 护… Ⅱ. 陈… Ⅲ. 护理学－管理学 Ⅳ. R47

中国版本图书馆 CIP 数据核字（2021）第 033204 号

责任编辑：王海燕　纳　琨 / 责任校对：张　娟
责任印制：赵　博 / 封面设计：吴朝洪

科 学 出 版 社　出版
北京东黄城根北街 16 号
邮政编码：100717
http://www.sciencep.com

天津文林印务有限公司　印刷
科学出版社发行　各地新华书店经销
*
2021 年 3 月第 一 版　　开本：787×1092　1/16
2021 年 3 月第一次印刷　　印张：10 3/4
字数：262 000
定价：65.00 元

（如有印装质量问题，我社负责调换）

丛书编委会名单

名誉主任　于建伟　邓德金

主　任　陈银忠

副主任　许　俊　李合勇　汤　雄　张　兵
　　　　　沈寿稳　帅小建　顾晓华　张秀花

顾　问　霍孝蓉　顾忠贤　吴明华　张建亚
　　　　　刘世晴　姜声扬

委　员（按姓氏笔画排序）
　　　　　王　琴　史崇清　刘　纯　刘经纬
　　　　　祁国阳　苏　彬　杨如山　肖玉华
　　　　　张兰凤　陈　飞　陈玉华　陈建群
　　　　　耿桂灵　郭再萍　彭美娣　管红波

编者名单

主　审　陈银忠

总主编　张秀花

主　编　陈建群

副主编　王　琴　刘经纬

编　者　（按姓氏笔画排序）

孙文婷　杜乌林　李　佟　陆燕玲

杭元凤　姜文锐　倪琪峰　高　钟

曹美玲　彭齐林　谢　娟

丛书序

　　常言道，"百善孝为先"。中国孝文化源远流长，是中华传统文化的精髓。它深深扎根于古老而文明的中华大地，影响深远。我国自1999年步入老龄社会以来，人口老龄化快速发展，截至2019年末，我国60周岁以上人口达到2.54亿，占总人口的18.1%，其中65周岁以上人口达到1.76亿，占总人口的12.6%。据测算，到2050年，中国将进入重度老龄化阶段，60周岁以上人口数量将达到峰值4.87亿。我国是世界上老龄人口最多的国家，人口老龄化及养老问题已经成为党和国家高度重视、社会各界普遍关注的重大民生问题。党的十九届四中全会强调，要积极应对人口老龄化，加快建设居家社区机构相协调、医养康养相结合的养老服务体系。鼓励社会力量针对老年人健康养老需求，通过市场化运作方式，创办医养结合机构及老年康复、老年护理等专业医疗机构。

　　2005年，中国老龄事业发展基金会提出实施"爱心护理工程"，建设医养结合的"爱心护理院"。2006年，全国人民代表大会通过的"十一五"规划纲要，把"实施爱心护理工程，加强养老服务、医疗救助、家庭病床等面向老年人的服务设施建设"列入积极应对人口老龄化的工作重点。"爱心护理工程"实施以来，逐步在全国各地建立了近800家为高龄失能老年人提供专业护理和临终关怀服务的"爱心护理院"，为老年人创造良好的养老和生活环境，很好地践行了"帮天下儿女尽孝，给世上父母解难，为党和政府分忧"的初心，取得了良好的社会效益。

　　作为对全国爱心护理工程开展以来的理论和实践经验的全面总结，中国老龄事业发展基金会联合部分院校和科研院所的专家学者、社会企业、养老护理行业的经营管理者深入开展调查研究，认真总结实践经验，并加以系统化、理论化提升，编撰了这套"护理院业务与管理丛书"，为全国各地开展医养结合业务的机构在运营管理、医疗、护理、康复及生活照护等各专业领域提供了从理论到实践的指导，也可以作为教材广泛应用于养老护理人才培训工作，对促进养老护理机构运营管理的规范化、标准化，提高专业医护人员的技能水平和综合服务质量都具有很好的指导意义。

　　我国医养结合事业需要长期探索、总结和提高。希望本套丛书的编撰者坚持实践、认识，再实践、再认识，不断总结实践经验，力争为读者提供更好的护理知识。

全国人大常委会原副委员长　顾秀莲

前　言

随着我国老龄化进程的加速，养老机构大量涌现，特别是国家很重视养老服务，要求每个市区必须建立至少一家护理院，护理院隶属于国家卫健委及民政部门，肩负着对失能、半失能及失智人群的医养康护服务任务，对护理院的管理既有医院内医疗康复护理方面的要求，又有普通养老机构的要求。因此，做好护理院的运营管理，需要护理院院长掌握一系列管理方面的知识，拥有多方面的管理能力。

目前，针对养老机构、护理院，国家先后出台了很多政策和文件。2017年12月，为贯彻落实中央财经领导小组第14次会议上国家领导人就提高养老院服务质量的重要讲话精神，加快建立全国统一的养老服务质量基本标准和评价体系，民政部组织编写并报请国家标准委发布了国家标准《养老机构服务质量基本规范》（GB/T 35796—2017），该规范规定了养老机构服务的基本服务项目、服务质量基本要求、管理要求等内容，是养老机构服务质量管理首个国家标准，标志着全国养老机构服务质量迈入标准化管理的新时代。此后，又相继出台了《115项养老机构服务质量大检查操作手册》《〈养老机构等级划分与评定〉国家标准实施指南（试行）》。

《护理院院长管理》以国家卫健委及民政部对护理院要求作为编写思路，结合《养老机构服务质量基本规范》《养老机构等级划分与评定》等国家标准指南，对护理院涉及院长管理内容进行全面论述，包括总论、护理院行政管理、护理院医疗与医技质量管理、护理院护理质量管理、护理院照护质量管理、护理院感染控制管理、护理院后勤管理、护理院财务管理、护理院信息管理、护理院安全管理、护理院文化建设共11章内容，涵盖了护理院医养康护服务管理要求及其相关的配套服务管理。本书可供养老机构管理人员、相关人员使用和学习。

本书在编写过程中，得到申丞集团大力支持，特别是张秀花博士及南通大学耿桂灵教授的全程指导和帮助，以及其他编者的辛苦付出，在此一并表示感谢！限于编者水平，书中难免有不足之处，恳请各位同仁批评指正！

南通市北康复护理院院长

中华民族卫生协会理事

江苏省护理学会老年专业委员会理事　　陈建群

南通市老年医学会理事

南通养老服务商会副会长兼秘书长

目 录

第1章

总 论

第一节 概 述

一、定义

（一）护理院

护理院是指为长期卧床、晚期姑息治疗、生活不能自理的老年人和其他需要长期护理服务的患者提供以护理照护为主，兼顾治疗、康复、安宁疗护等服务的医疗机构。

（二）养老院

养老院是指为老年人提供饮食起居、清洁卫生、生活护理、健康管理和文体娱乐活动等综合性服务的照护机构。

二、护理院的性质与特点

（一）性质

护理院分非营利性和营利性两种。

1. 非营利性护理院　是属于非盈利性的机构，在当地民政部门以民办非企业单位登记，享受国家优惠政策，不用缴税，且营利也不能分红，以提高老年人晚年生活品质，为老年人谋福利为主，具有福利性。

2. 营利性护理院　是指在当地工商部门注册登记，可以免征增值税，但需缴纳企业所得税，企业自负盈亏，运营受市场的制约。

（二）特点

1. 公益性　非营利性护理院以帮扶和救助城市"三无"老年人，以及农村"五保"老年人、失能老年人为主，为政府和家庭分担照护负担，不以营利为目的，具有公益性。

2. 高风险性　入住护理院的老年人多以高龄、半失能、失能为主，且多病共存，增龄衰老使其成为意外事件，如跌倒、噎食等及疾病突发死亡的高危人群，在服务中需要严格的风险防控机制。

3. 服务全面性　护理院不仅要满足老年人衣、食、住、行等基本的生活照料需求，还要满足老年人的医疗保健、疾病预防、护理、康复、精神文化、心理与社会需求等，即需要"医-养-康-护"于一体的服务，需要上述各个专业人员共同为老年人服务。

4. 服务全程性　护理院作为一部分老年人人生的最后归宿服务机构，从老年人入住开始需要全员和全程陪伴与服务，做好陪伴老年人走完人生最后历程的服务准备，即全程护理。

三、护理院、医院与养老院管理的区别

护理院、医院与养老院管理的区别见表1-1。

表1-1　护理院、医院与养老院管理的区别

	护理院	医院	养老院
主管部门	卫健委、民政部门	卫健委	民政部门
人员配置要求	按照护理院准入要求，配备医护团队	按照等级医院要求，配备医务人员	以养老护理员为主的照护团队
服务对象	以半失能和失能老年人群为主	罹患各种疾病的各年龄的人群	老年人群
服务内容管理	以长期医疗护理为主的服务管理	以疾病诊治为主的服务管理	以照料为主的服务管理
设施、设备管理	根据护理院相关基本要求配置	符合等级医院要求	符合基本生活照护要求

四、护理院的功能与服务目标

护理院除了必须具备国家规定的老年福利服务机构和医疗机构执业资格外，还必须具备以下功能及服务目标。

（一）功能

1. 医疗护理功能　必须具备开展对老年常见病、多发病的检查、治疗，以及按照医嘱，对生活上处于半自理、完全不能自理和临终期老年人实施规范化医疗护理的能力。

2. 生活照料功能　能够对具有不同生活照料需求的老年人给以最恰当的生活照料服务。

3. 康复保健功能　应具有开展康复、保健工作的能力，积极帮助老年人在一定程度上恢复生理功能，提高其生存质量。

4. 文化娱乐功能　能够根据有一定自理和活动能力老年人的需要，开展适当的文化娱乐活动，以提高他们的生活乐趣，增强与衰老和疾病抗争的信心。

5. 心理慰藉功能　应针对处于不同生理阶段的老年人，特别是临终期老年人及其家属，进行心理沟通和精神抚慰。

6. 安宁疗护功能　安宁疗护功能是必须具备的重要功能，通过人性化及个性化的服务，从医疗、护理及照护方面，能最大限度地减轻老年人精神和生理方面的痛苦，使他们在温暖和关爱中走完生命的最后历程。

（二）服务目标

1. 改善或维持日常生活活动能力　根据老年人的健康状况和需求，制订合理可行的护理计划，通过医康养护全方位的服务，充分发挥老年人的自身潜力，巩固和强化自我护理、自我照顾能力，提高生活质量。

2. 防止病情恶化及延缓衰老　根据老年人的生理和患病特点，有时病情会逐渐恶化，因此，

要增强对老年人风险评估意识，采取积极有效的护理及治疗措施，预防并发症的发生，延缓病情恶化及衰老。

3. 保持临终老年人的舒适及尊严　对临终老年人提供更多的支持，如身体、心理、社会方面的支持，帮助他们减轻或缓解疼痛、增加舒适感，满足基本的生活需要。

4. 提高生活质量　护理院应对每位入院老年人进行生理、心理、社会适应及生活需求等方面的评估，尽可能满足老年人的需求，协助老年人参加各种适宜的活动，提高其生活质量。

五、护理院院长的任职要求

护理院院长的素质要求表现在政治思想、文化、能力、心理、身体及道德品质等方面。

（一）政治素质

1. 政治上同党中央保持一致　坚决执行党和政府的各项政策、法令。

2. 要有大公无私的高尚情操　以党、国家和人民的利益为重，不以权谋私，不侵占国家、集体和个人利益，先人后己，为老年人及全院职工着想。

3. 注重理论联系实际　从实际出发，讲效率、干实事，率领员工团结奋进。

4. 有胆识、有魄力　一个好的院长必须是一位改革家，审时度势，不墨守陈规，遇事冷静，处事果断。

5. 严于律己，反躬自省　院长要经常、主动听取群众意见，对来自上级、同级、下属及群众的批评，都应采取虚怀若谷的态度。

（二）文化（专业）素质

1. 具有系统的医学知识　包括基础医学、临床医学、预防医学等。

2. 具有社会科学知识　如哲学、政治经济学、逻辑学、心理学、伦理学、法学和党的方针政策等。

3. 熟悉工程技术知识　如生物医学工程、医疗器械学、建筑学、园艺绿化学等。

4. 掌握管理知识　如管理学原理、人才学、行为科学、卫生经济学、统计学、情报管理学、系统工程学、信息系统管理及计算机知识等。

5. 掌握相关的法律知识　护理院工作存在大量涉法问题，必须纳入法治化轨道，护理院院长要学会运用法律知识处理各种涉法问题。

（三）能力素质

一般应具备以下 5 种能力。

1. 驾驭能力　能够统管各学科、各专业的发展，包括医、教、研统领工作，综合利用全院人、财、物，突出重点。

2. 决策能力　能根据护理院工作的轻重缓急，权衡利弊选出最佳方案。

3. 协调能力　能够团结各级别、各层次的人员，合理调配人、财、物，使护理院能在各方面统一协调发展。

4. 表率能力　要以身作则，吃苦在前，享受在后，起到模范带头作用。

5. 创新能力　要不断引进新知识、新技术，提高护理院的业务及服务品质，勇于创新。

（四）心理和身体素质

1. 心理素质　要积极乐观，具有很强的抗压能力，不嫉贤妒能，具备宽广的胸怀。

2. 身体素质   要有健康的体魄，精力充沛，能够承担繁重的领导工作，提高工作效率。

六、护理院管理的内容

（一）护理院科室与人员设置

护理院至少设置临床科室（内科、康复科、安宁疗护科）、医技科室（药剂科、检验科、功能影像科、营养科）、职能科室（综合办公室、医务科、护理部、感染管理科、财务科、信息科、总务科），人员配备按照卫生部 2011 年《护理院基本标准》要求，专业人员持证上岗，50 张床为基数的人员配备如下。

1. 临床科室

（1）科室主任：每科室设一名科室主任，超过 50 张床位可增设副主任；每病区设一名护士长，病床多时可设副职。

（2）医师：全院至少有 1 名具有副主任医师以上专业技术职务的医师，至少有 3 名具有 5 年以上工作经验的医师，至少有神经内科、心血管内科、呼吸内科、肿瘤科、老年病科等专科的专职或兼职医师，每增加 10 张床位，至少增加 1 名专职或兼职医师。

（3）护士及护理员的配备要求：每床至少配备 0.8 名护士及护工，护士与护理员之比为 1 ∶（2～2.5），每 10 张床或每病区至少配备 1 名具有主管护师以上专业技术职务的护士，其中养老护理员按照国家最新《养老机构等级划分与评定》标准，养老护理员与重度失能老年人配比不低于 1 ∶ 2；养老护理员与中度失能老年人配比不低于 1 ∶ 4；养老护理员与轻度失能及能力完好老年人配比不低于 1 ∶ 10。

2. 医技人员的配备

（1）检验人员：检验师与床位之比为 1 ∶ 100～1 ∶ 200，其他检验人员与病床之比为 1 ∶ 30～1 ∶ 40。

（2）药剂人员：药剂师与床位之比为 1 ∶ 80～1 ∶ 100，其他药剂人员与病床之比为 1 ∶ 15～1 ∶ 18。

（3）放射人员：放射医师与床位之比为 1 ∶ 200～1 ∶ 250，技术人员与机器台数之比为 1.3 ∶ 1～1.5 ∶ 1。

（4）治疗师：治疗师与床位之比为 1 ∶ 100～1 ∶ 150。

（5）营养人员：营养人员与床位之比为 1 ∶ 250。

3. 行政管理和工勤人员的配备

（1）书记、院长及副职：100～200 张床位的护理院设 2～3 人；300～400 张床位的护理院设 3～5 人；500 张床位以上的护理院设 4～6 人。

（2）厨工：厨工与床位数之比为 1 ∶ 25～1 ∶ 30。

（3）配餐人员：配餐人员与床位数之比为 1 ∶ 40～1 ∶ 50。

（4）洗衣工：洗衣工与床位数之比为 1 ∶ 25～1 ∶ 40。

（5）其他工勤人员：可根据实际需要，在工勤人员编制内进行调配。

（二）管理对象

管理对象包括人、财、物，其中人是最重要的管理对象。

1. 人的管理   包括行政管理人员、卫技和工勤人员。卫技人员及护理员是护理院工作的主要力量，如何调动他们的积极性，是护理院管理的重点。

2. 财的管理　即对资金的管理，管理的目的是使资金的利用率达到最优化，提高护理院资金的利用效果和效率。

3. 设施和仪器设备的管理　根据标准配置合理、功能完善，做好维护，满足老年人生活照料、保健康复、精神慰藉等方面的基本要求。

（三）政治思想和职业道德的管理

它是指运用科学的管理方法，不断提高员工的思想素质、业务素质、文化素质、心理素质等。

（四）医疗及护理质量管理

医疗及护理质量管理是护理院管理重要内容之一，包括质量控制、评价指标和评价方法等，质量管理要注重全方位，即全员、全程、全面的管理。

（五）职责与工作制度的执行

规章制度是对人们工作行为的具体规定，是实现管理目标的工作规则，制度和职责是护理院各项工作正常运行的保障。

（六）行政管理

广义的行政管理包括行政事务管理、办公事务管理、人力资源管理、财物管理4个方面；狭义的行政管理包括相关制度的制定和执行推动、日常办公事务管理、办公物品管理、文书资料管理、会议管理、涉外事务管理等。

（七）设备管理

各种仪器设备的质量与运行状态，既反映技术支持系统的功能情况，也是专业服务水平的主要标志，包括设备的购置、使用、维修、保管和更新等。

（八）物资管理

除仪器设备外，凡属后勤供应和院务保障的各种物品和用具，都是物资管理的对象，如被服、水电、车辆、通信设备、房产等，管理包括各种物资的计划、采购、分配、使用、保管、维修等。

（九）经营管理

护理院的经济管理主要指合理使用人力、物力、财力，严格成本核算，坚持社会效益为首位，同时注重经济效益，实现社会效益与经济效益相辅相成；树立正确的经营理念，正确处理国家、社会、老人个体、集体及职工个人之间的利益关系，服从和执行国家有关的政策规定。

第二节　国内外护理院发展模式

一、国外护理院发展模式

国外进入老龄化社会较早，关于护理院的相关研究较国内早得多，研究成果较丰富完整。日本、美国、德国等国家的护理院运行模式对我国护理院发展有一定借鉴意义。

（一）日本模式

强制参加长期护理保险。

1. 参保人群　日本将长期护理保险纳入社会保险制度体系内，要求40岁以上人群必须参加长期护理保险，并以 65 岁为临界点，将参保人群分为两类：第一类为 65 岁以上老年人，第二类为 40 ～ 64 岁的人，第一类人群只需交纳与个人收入相对应的护理费，第二类人群为长期护理保险费的主体缴纳者，与医疗保险费一同缴纳。

2. 护理服务的区别　参保主体除了缴费标准不同外，在护理服务享用方面也存在差异。第一类人群在需要他人协助日常生活、卧床不起及被诊断为阿尔茨海默病的情况下，即可享受护理服务带来的便利；第二类人群只有在被确诊为心脑血管疾病、风湿性关节炎等慢性病情况下，方可享受护理保险。

（二）美国模式

引入商业长期护理保险。

1. 保险的形式　美国自 20 世纪 70 年代开始以商业保险的形式推出长期护理保险，在 20 世纪 90 年代得到迅速发展。据统计，2009 年美国购买长期护理保险服务的人数达到 600 万人，发挥作用显著。

2. 购买保险　人们根据自己的需要自主决定是否购买护理保险，促进了保险公司之间的竞争，也使得保险公司积极寻求与医疗机构间的合作。

3. 收费方式　美国采用资源利用分组的付费方式，结合患者病情及对卫生资源的利用情况进行计费，对于控制护理院运行成本及提高护理质量具有积极作用。

4. 护理人才培养　美国护理师是由获得老年护理专业硕士学位，且具有丰富实践经验的高级执业护士担任，在大学开设老年护理硕士及博士学位课程，培养专业化护理队伍，提供的服务包括生活照料服务、护理服务、饮食服务、医疗服务、专业康复服务、牙科服务及药物服务 7 个方面。

（三）德国模式

德国从 1995 年开始实施强制性长期护理保险制度，其是一种义务保险，即所有德国公民都必须依照法律的规定参加。筹资方面，根据公民的收入水平决定参加何种筹资方式。

1. 公共疾病基金　是向那些收入在一定限制水平线以下的雇员及其家庭成员支付医疗费用，此基金采用现收现付的精算制度，保险费为税前工资的 1.7%，最多不超过限制收入水平的 1.7%，雇员和雇主各负担 50%。

2. 私营健康保险　工资收入在一定限制水平线以上的雇员、医生、企业主和自由职业者等可购买私营健康保险。护理院患者都能够获得一定数额的保险金，但规定只允许被保险人将这些保险金用于支付护理服务的费用，不能用于支付床位费和膳食费，可将部分养老金作为额外保险费支付给护理院，以补偿护理院翻新、设施更换等所需的费用。

3. 护理服务方面　公共疾病基金和私营健康保险分别下辖一个医疗服务机构，使用同一套评级标准，其职能是评估其患者所需的护理服务等级。

二、国内护理院发展模式

（一）北京模式

护理院建设被纳入区域卫生资源规划和医疗机构设置规划之列，根据当地人口卫生服务需求、实际人口规模和卫生资源分布等要素设置。

1. 护理院布局和设置　一批使用效率低下且服务定位不明确的医疗机构要求转型为护理

院，实现政府公共服务资源优化。

2. 收费方式　采用项目收费的付费方式，包括住院费、护理费、治疗费、损耗费、床位费及检查费等；接收对象方面，探索出护理院、医院及社区之间的双向转诊机制，对患者进行定期身体检查，对不符合护理院收治对象的患者及时转诊到相应机构。

3. 管理　采取营利与非营利相结合、政府与社会共同参与的形式，由卫生、社保、民政、发改委等部门进行统一管理。

4. 护理人员培养　加强相关人员的培训，对参加培训和通过资质鉴定的人员予以补贴，将老年护理人员的工资待遇与专业资质及从业年限挂钩，不断提高其工资待遇。

（二）上海模式

《上海市统计年鉴 2018》显示，每个区、县都有 1 所或 1 所以上护理院。

1. 管理　护理院由卫健委核准注册，按照一级医疗机构审批标准进行，由市物价部门适时调整医疗护理相关医疗服务项目和收费标准，政府鼓励发展非营利性社会医疗机构，同时将部分二级公立机构转型为护理院，以提高资源利用效率及改善机构运行现况。

2. 财务运行　根据收、支两条线规则给予护理院以运行补贴，对符合上海市设置要求的护理院，财政部门会同民政部门，通过福利彩票公益金给予 10 000 元 / 床的一次性补助。

3. 安宁疗护服务　2012 年开始安宁疗护项目试点，财政局落实安宁疗护科室设置、运行和相关工作经费。医保办将相关项目，如心理疏导等纳入医保报销范围，增加单位医保总额，进行专项补贴；民政局、红十字会、慈善基金等通过不同形式的资金支持，向安宁疗护患者予以救助。

4. 护理人才培养　建设集"医、教、研、防"为一体的国际化老年医学中心，加强学科引领。

（三）广州模式

1. 运营模式　分为公办和民办护理院，将政府财政补贴和经营收入作为资金来源，政府对民办护理院新增床位 1.5 万元 / 床资助，依据等级护理标准，单位运营补贴标准是200 元 / 人、150 元 / 人和 100 元 / 人不等。

2. 保险制度　长期护理保险制度，属于社保性质。筹资方面，政府委托商业保险等第三方机构参与保险经办工作，委托第三方机构参与评估工作，从职工社会医疗保险统筹基金划拨，130 元 /（人·年）。

3. 管理　医保局负责制定定点机构监督检查的要求及标准，商保公司负责制定检查方案并实施。

4. 收治对象　收治对象需要提供并符合能力评估认定表，明确参保人员的健康状况，然后制订并推送专业的护理计划。

5. 护理服务类型　包括基本生活照料服务和医疗护理服务，费用报销比例达到 75% 以上。

（四）苏州模式

以民办护理院为主。

1. 管理　分为内部管理和外部管理机制，公办与民办护理院外部管理机制方面大致相同，由卫健委、人力资源和社会保障局、民政、物价局、财政局、护理行业协会等部门构成多维度管理网，由于民办与公办护理院的性质不同，其各设董事会及党委会以加强对机构的内部管理。

2. 收治对象　根据卫健委规定，界定与划分收治对象，确定入住患者的护理等级及相应护理要求，制定医疗制度，成立苏州市护理行业协会，发展行业自律与管理。

3. 筹资 民办护理院由社会资本筹资建立，自主经营，机构运行产生的亏损由投资者及机构完全承担；公办护理院由政府筹资举办，机构运行由政府保底，亏损资金由政府承担。医保政策方面，符合人力资源和社会保障局相应条件及要求的护理院可申请开展医保定点工作，护理院划分为 3 个等级，分别可享受每床日 83 元、87.15 元、91.3 元的报销。

4. 安宁疗护服务 患者死亡后经社会保障局核准，可享受 15 日 / 人、35 元 / 日标准（15 日 ×35 元 =525 元）的一次性报销补贴；认定为社会福利机构的护理院可获得福彩公益金的建设补贴和民政局的运营补贴。

5. 人员培训 建立特岗津贴，根据从业年限给予不同等级的津贴；利用高校、职业院校及职业培训机构，免费为护理员进行职业培训；获得初级、中级、高级职业资格证书的人员，可获得福彩公益金发放的 200 元、500 元、1000 元的一次性奖励金。

（五）南通模式

1. 保险制度 建立长期护理保险制度，又称基本照护保险。

2. 收治对象 受益对象为因病、因伤导致失能，生活不能自理，需要长期照护服务的人员。市政府将城乡一级或者二级医院转型为护理院，主要用于服务半失能、失能老年人以及防治老年慢性病，自建产权用房办的护理院给予 1.2 万元 / 床建设补贴，租赁并自行装修的护理院给予 0.7 万元 / 床建设补贴；整合护理院、医院及养老机构进行护理服务配套，建立相对完善的服务供给体系。

3. 资金筹集 通过政府补助、个人适当缴费及医保统筹基金，100 元 /（人 · 年）。

4. 服务内容 包括医疗、康复、护理和生活照料 4 个方面。较好的护理院都设有康复中心，重视老年人的功能康复，以减少对他人的依赖，预防功能减退及并发症为主要目标，强调老年人主动参与能力。同时，通过康复减少对部分药物的依赖，如慢性疼痛，提高老年人的生活质量。

第三节 护理院运营模式

目前各级政府遵循市场经济规律，在鼓励民营资本参与兴办养老机构、推进养老服务产业化等工作中，进行大胆探索，创造了多种养老机构经营模式，引起社会各界的高度关注。

一、公办护理院

公办护理院是指由国家或集体兴办的公有制性质的养老机构，充分发挥国有资本效能，提高管理和运营水平，获取经济效益和社会效益，使入住老年人得到较好的照料，享受较好的服务。

二、公办民营护理院

公办民营护理院是指各级政府和公有制单位已经办成的公有制性质的养老机构，按照市场经济发展的要求进行改制、改组和创新，与政府的行政管理部门脱钩，交给民间组织或社会力量去管理和运作，政府部门不再参与运营管理。公办民营护理院有以下几种形式。

（一）承包式

把养老服务机构的经营服务权转让给社会经营者，政府根据协议收取一定的承包费，监督相关服务与运营。这种形式相对简单，操作相对成熟。

（二）租赁式

把养老服务机构的资产承租给社会经营者使用，政府根据合同收取一定的租金，监督租赁的财产不受损失。

（三）合营式

养老服务机构的经营服务权由社会经营者部分代行，根据政府与社会经营者双方的资金及精力投入比例，以及能力优势分配经营服务权，通过协议确认双方在某些服务管理上的职责范围，形成合作关系，社会经营者根据投入情况获得相应回报。

三、民营护理院

民营养老机构相对于公办养老机构，是由民间团体或个人主办，个人投资以及个人运营管理，同时享受国家的优惠政策待遇，政府给予一定资金支持的一种建设模式。

第四节 国家对护理院的要求与管理

政府对护理院的管理主要通过政府职能部门的服务与行政监督来强化对护理院的指导与管理。护理院的工作涉及方方面面，民政部门肩负着护理院的建设、经营、服务的全面指导与管理，卫健委及其他政府职能部门则从各自的专业角度对护理院实施专项管理及监督。

一、民政部门的要求与管理

（一）护理院的设立与变更

1.设置规划 应当符合本地区养老机构设置规划，境内组织或个人可以出资设立护理院，境外组织或个人可以与境内组织或个人合资、合作设立护理院。

（1）非营利性民办护理院：依照民办非企业单位登记管理规定，到属地民政部门办理民办非企业单位登记。

（2）营利性民办护理院：依照工商部门有关规定，到工商部门办理企业登记。

2.备案 除应当符合国家规定的举办养老机构的有关规范、标准和条件外，还应符合以下标准。

（1）有固定的服务场所，建筑设计符合养老机构建筑规范和设计标准，并有符合要求的无障碍设施。

（2）床位数达到 50 张以上。

（3）有基本生活用房和室内外活动场地，有与业务性质、范围相适应的生活、康复及医疗设施。

（4）有与开展服务相适应的管理人员、卫生技术人员和护理人员，卫生技术人员必须符合卫生部门规定的资格条件，管理人员、护理人员和其他人员必须经有关部门培训并持有相关资格证书。

3.设立 申请人应当向属地市、县、区民政局提出书面筹建申请，并提交以下有关证明材料。

（1）申请人合法证明、申请书及可行性报告。

（2）规划许可证件或服务场所的所有权证明或 5 年以上租赁合同书。

（3）机构章程和管理制度。

（4）管理人员和专业人员名单及有效证件。

（5）工程竣工验收合格证。

（6）流动资金证明。

（7）消防合格证书。

卫健委已经审批同意设立的护理院，如需办理社会福利养老服务组织机构认定书的，到属地民政部门提出申请；境外组织或个人与境内组织、个人合资、合作设立护理院，应向省民政部门提出申请。

4. 批复　民政部门自收到申请材料之日起在规定的时间内作出批复意见，对符合举办护理院条件的，民政部门向申请人发放《市养老机构设立批复书》；对不同意设立的，民政部门应当书面告知申请人。

5. 变更　护理院需要变更名称、地址、法定代表人、服务范围的，应当按照原申办程序向有关部门办理变更手续。有公助情况的，经原认定部门核准后，依法进行财产清算和财务结算。

（二）护理院的服务与管理

1. 护理院应严格执行国家和省、市有关社会福利养老机构规定，按照民政部门核准的服务范围，建立健全各项规章制度，明确服务内容、服务标准，并向社会公开。

2. 护理院应根据本机构设施设备条件、管理水平、服务质量、护理等级设立收费项目，制订收费标准，并向社会公开。

（1）非营利性护理院的收费项目和标准，经属地民政部门审核并报同级物价行政主管部门核准后执行。

（2）营利性护理院在依法自主确定收费项目、收费标准后，报物价行政主管部门备案。

3. 护理院应当与服务对象或其家属（监护人）签订服务协议书，明确双方权利和义务，服务协议书应当写明以下内容。

（1）双方当事人的姓名、居住地址及联系方式。

（2）服务内容及方式。

（3）收费标准及费用支付方式。

（4）服务期限。

（5）协议变更、解除与终止的条件。

（6）违约责任。

（7）当事人双方约定的其他事项。

4. 护理院应当按照服务内容、服务标准和协议内容提供服务，不得歧视、虐待、遗弃服务对象。

5. 护理院应当依法与其工作人员签订劳动合同，并依法缴纳社会保险金，保障工作人员的合法权益。

6. 护理院应当遵守财务管理制度，建立财务会计制度，定期制作财务会计报告。

（三）护理院的监督与评估

1. 护理院应当定期将财务收支、伙食账目等向服务对象及其家属（监护人）公开，接受监督。如有违反服务协议的行为，服务对象或者其家属（监护人）可以向市、县（区）民政局投诉，也可依法提起民事诉讼。

2. 民政部门对护理院的服务范围、服务质量等情况进行监督检查，并实行年度验审制度。

3. 民政部门定期组织人社、卫生、财政、物价、公安、安监、消防等部门，对护理院的场所、设施设备、人员配备、服务质量、安全卫生、信誉等情况进行综合评估，并向社会公布评估结果。

（四）护理院的法律责任

1. 有下列行为之一的护理院，民政、财政、卫生、人社等部门有权取消其所享受的优惠政策，必要时，可以追回相应政策补贴。

（1）改变养老服务用途或由非营利性改为营利性的。

（2）违反护理院工作规范和服务标准，社会投诉、举报侵犯服务对象合法权益≥3次/年，且经调查情况属实的。

（3）当年发生重大责任事故，或者存在严重安全隐患，相关职能部门发出整改通知后拒不整改或整改不力的。

（4）其他违法行为。

2. 验审不合格或者逾期不申请办理验审手续的护理院，取消当年度政府补贴。

3. 因服务意识不强，对服务对象投诉、举报处置不当，造成不良社会影响的，由其所在单位或上级主管部门给予批评教育、责令改正，严重者依法追究刑事责任。

（五）护理院及养老机构质量要求

参考国家《115项养老机构服务质量大检查》规定（表1-2）。

表1-2　护理院及养老机构服务质量自查和检查表

序号	检查内容		检查细则	检查方式	检查结果
	服务社会老人的养老院	农村特困人员供养服务机构（敬老院）			
1	依法办理养老机构设立许可证		未取得许可证，为不符合。不符合的，请列明原因	查看证照	
2	提供餐饮服务的养老院，应当依法办理食品药品监督管理部门颁发的《食品经营许可证》		自主提供餐饮服务的，不具备许可证或许可证过期的为不符合；委托餐饮服务企业提供餐饮服务的，签订了协议，服务企业具备有效许可证，为符合	查看证照；委托服务的，查看协议和提供方有效许可证	
3	如有内设医疗机构，应取得医疗机构执业许可证		内设医疗机构的，不具备许可证或许可证过期的，为不符合	查看证照	
4	负责人应参加相关培训，具有养老服务专业知识		参加养老服务专业培训为符合；参加其他培训为部分符合；没有参加相关培训，为不符合	查看证书	

续表

序号	检查内容		检查细则	检查方式	检查结果
	服务社会老人的养老院	农村特困人员供养服务机构（敬老院）			
5	持有国家职业资格的养老护理员占养老护理员总数的比例不低于30%，或所有养老护理员经过专业技能培训合格	养老护理员应接受岗前培训	养老院：两种情况满足其一的即为符合。持有国家职业资格的养老护理员占养老护理员总数的比例低于30%或60%养老护理员经过专业技能培训合格，为部分符合敬老院：30%～60%养老护理员接受岗前培训的，为部分符合，61%～100%为符合	查看证书、相关记录	
6	餐饮服务人员必须经体检取得健康合格证后上岗		如有，100%持证上岗为符合	查看证照，对照本人；如果由签约餐饮服务企业提供服务，则查看签约协议	
7	在养老院内开展服务的医生、护士等依法需要持证上岗的专业技术人员应持有与其岗位相适应的专业资格证书或执业证书		如有，100%持证上岗为符合	查看证照，对照本人；如果由签约医疗机构提供服务，则查看签约协议	
8	配备社会工作者、康复师、营养师等专业人员	鼓励利用社会资源，外聘志愿者	养老机构：配备两类人员（专兼职）即为符合；敬老院：鼓励利用社会资源，外聘志愿者提供相应服务，有则为符合	查看证照或聘书，对照本人；如果由签约服务机构提供服务，则查看签约协议	
9	定期开展人员培训，培训内容包括以人为本、爱老、尊老、孝老服务理念、相关政策法规及管理服务技能		3～6个月开展一次培训，为符合；6个月以上培训1次，为部分符合	查看培训记录	
10	建立服务人员绩效考核、优秀员工奖等激励制度		有1项制度为部分符合，2项及2项以上为符合	查看制度	
11	对老年人进行入院评估，根据老年人需求特点提供服务		有入院评估制度且已开展评估工作为部分符合，并能据此提供相应养老服务的为符合	查看制度、评估记录、照护记录	
12	老年人确认入住后签署入住合同	特困人员入住办理入院手续	养老机构100%签入住合同为符合；敬老院100%办理入院手续，为符合；未做到100%签合同或协议，为不符合	查看制度、合同和手续	

序号	检查内容		检查细则	检查方式	检查结果
	服务社会老人的养老院	农村特困人员供养服务机构（敬老院）			
13	有负责接待和处理老年人投诉建议的专门部门、人员或电话		有专门部门、人员或电话为部分符合，并有投诉建议处理记录为符合	查看制度和投诉建议处理记录；询问老年人是否知晓	
14	建立老年人入院、出院制度，协助老年人及其家属办理出入院手续		有出入院制度为部分符合，并按制度执行为符合	查看制度	
15	建立老年人生活和健康档案，包括入住合同、入住人员及其家属（监护人）或代理人（机构）基本信息、老年人身份证及户口本复印件等有关资料，并妥善保存		建立档案，且档案中包含 2 项材料的为部分符合，包含 3 项以上材料的为符合	查看制度、文件	
16	养老院服务费原则上按月度收取，价格变动应提前告知老年人，不得强制收费	收住社会老人的敬老院应符合此要求	按月收取或价格变动提前告知，二者满足其一的，为部分符合，均满足的为符合；如有强制收费现象的，则为不符合	查看财务制度、收费价目表、收支情况	
17	未经老年人及监护人同意，不得泄露老年人及监护人的个人信息		发现此类问题投诉的，为不符合	查看制度，相关记录；询问老年人	
18	对入住老年人定期开展评估		至少每半年开展 1 次评估为符合，6 个月以上开展为部分符合	查看评估记录、制度文件	
19	对初次入住的老年人开展短期试入住服务		有则为符合，无则为不符合	查看文件、制度	
20	定期对服务质量进行评估或考核，无虐老、欺老现象		至少每年开展 1 次评估或考核为符合；如有欺老、虐老现象的，则为不符合，必须整改	查看制度、记录；询问老年人	
21	至少每年开展一次服务质量满意度调查		有则为符合，无则为不符合	查看制度、现场查看老年人、照护记录	
22	委托第三方服务的应签订外包合同		如有此类情况，签订外包合同，有则为符合	查看合同	
23	积极推进养老院标准化建设		有机构内部服务管理标准、操作规范的，为符合	查看标准文本	
24	对外公开养老院基本信息，包括地理位置、联系方式、服务时间等		满足 1～2 项的为部分符合，满足 3 项及 3 项以上的为符合	查看文件材料	

序号	检查内容		检查细则	检查方式	检查结果
	服务社会老人的养老院	农村特困人员供养服务机构（敬老院）			
25	院内公布服务管理信息，包括服务管理部门、人员资质、相关证照、服务项目等		满足2项的为部分符合，满足3项及3项以上的为符合	现场查看	
26	养老院接受社会捐赠应统一登记，按捐赠方意愿和相关规定使用受赠物资		如有此项内容，有统一记录为部分符合，且使用合规，则为符合	查看记录	
27	老年人居室面积适宜，自理、部分失能老年人的房间不超过4张床位，失能老年人的房间不超过6张床位，老年人房间床位平均使用面积不低于6m²，配备相应生活设施设备和物品		居室面积符合标准、配备相应的设施设备和物品，二者满足其一的为部分符合，二者全满足的为符合	现场查看、测量	
28	设置公共浴室、公共卫生间、接待室、餐厅等共同活动区，并配备相应设施设备和物品		满足3项的为部分符合，4项及4项以上的为符合	现场查看	
29	配备厨房、洗衣房、垃圾处理场所（存放点）等服务运营需要的后勤保障设施设备和物品		满足2项的为部分符合，3项及3项以上的为符合	现场查看	
30	食品管理应符合监督管理部门规定		有1项不满足的，为不符合	查看制度、现场查看、照护记录	
31	老年人能接触到的各种设备无尖角凸出部分		有两类物品有尖角凸出部分，为部分符合，三类以上则为不符合	现场查看	
32	地面做防滑处理		有1处不满足，为不符合	现场查看	
33	老年人床头、使用的厕所安装呼叫装置		安装并可正常使用为符合；不能正常使用为不符合	现场查看	
34	药品管理应符合监督管理部门规定		有2项及2项以上不满足的，为不符合	查看制度、现场查看	
35	机构不设置在自然灾害易发、存在污染的地域		有1项情况存在的，即为不符合	查看周边环境、相关文件	
36	因地制宜进行适老化改造，实现无障碍环境		楼道扶手、洗手间扶手、无障碍坡道等老年人生活及活动区域有1处未实现无障碍，即为部分符合，有2项及2项以上的为不符合	现场查看	

序号	检查内容		检查细则	检查方式	检查结果
	服务社会老人的养老院	农村特困人员供养服务机构（敬老院）			
37	有醒目、规范、易懂的标志标识		标志标识不全、有破损超过40%的，为部分符合；标志标识不全、有破损超过85%的，为不符合	现场查看	
38	每日送开水到楼层或房间		有则为符合，无即为不符合	现场查看、查看记录	
39	提醒和指导老年人做好洗漱、沐浴等个人清洁卫生。保持口腔清洁、容貌整洁、无长指（趾）甲、身体清洁无异味		有1项未做到，为不符合	查看制度、现场查看老年人、照护记录	
40	及时维修或更换居室、护理区域设施、设备及物品		有1～2种不能正常使用的设施设备、物品为部分符合，3种及3种以上为不符合	查看制度、现场查看老年人居室、维修记录	
41	每日房间巡查，观察老年人的身心状况，有特殊情况要及时报告并协助处理		有每日房间巡查，但无巡查记录的，为部分符合，二者均有的则为符合	查看制度、流程，现场查看老年人、照护记录	
42	提供24小时当班、值班服务，并做好记录和交接班		提供24小时服务，且有相关记录的，为符合，无当班、值班记录的为部分符合，二者皆无的为不符合	查看制度、照护记录、交接班记录	
43	每日订餐、送餐、送开水、打洗漱用水		提供2项者为部分符合，3项以上者为符合	查看制度、现场查看老年人、照护记录	
44	及时整理床铺，及时更换、清洗、晾晒老年人的衣物及床上用品，保持床铺整洁		有1项未做到者，即为不符合	查看制度、现场查看老年人、照护记录	
45	指导老年人使用拐杖、步行器、轮椅等辅助器具		做到1项者，即为符合	现场查看、照护记录	
46	注意观察老年人身心状况，发现异常及时处理并通知监护人		交接班或护理记录中是否有观察记录，报告及处理记载，1项未达到，为部分符合，2项及2项以上未达到为不符合	查看照护记录	
47	协助老年人用餐、饮水		1项做到为部分符合，2项做到为符合	查看制度、现场查看老年人、照护记录	

序号	检查内容		检查细则	检查方式	检查结果
	服务社会老人的养老院	农村特困人员供养服务机构（敬老院）			
48	提醒、协助老年人如厕，清洗便器		2 项做到为部分符合，3 项做到为符合	查看制度、现场查看老人、照护记录	
49	为老年人穿（脱）衣、洗漱、剪指（趾）甲、剃须、理发、洗浴（擦浴）、清洁会阴部。保持口腔清洁、容貌整洁、无长指（趾）甲、身体清洁无异味		有 1 项未做则为不符合	查看制度、现场查看老人、照护记录	
50	协助老人按时服药		做到准确、按时协助老人服药，为符合	查看制度、现场查看老人、照护记录	
51	注意观察老人身心状况，发现异常及时处理并通知监护人		有观察记录，报告及处理记录，1 项未达到，为部分符合，2 项及 2 项以上未达到即为不符合	查看制度、现场查看老人、照护记录	
52	做好压疮的护理及预防工作。压疮发生率 II、III 度为 0，I 度低于 5%		有操作规程且压疮发生率达标，即为符合，二者满足一项即为部分符合	查看制度、现场查看、照护记录	
53	建立膳食服务制度、流程及岗位职责		如有餐饮服务，有 2 项即为符合	查看制度、流程、现场查看	
54	根据老年人身体状况及需求、地域特点、民族、宗教习惯提供膳食		如有餐饮服务，做到 2 项即为部分符合，3 项及 3 项以上为符合	查看制度、现场查看、询问、查看膳食记录	
55	食谱每周至少更换 1 次，向老年人公布并存档		如有餐饮服务，每周更换食谱且向老人公布并存档，为符合，满足 2 项为部分符合	查看制度、膳食记录	
56	建立食品留样备查制度，留样时间不少于 48 小时		如有餐饮服务，有 1 项未做到即为不符合	查看制度、相关记录，现场查看	
57	做好餐（饮）具消毒，餐厨垃圾每日处理，餐（饮）具、厨房和就餐区卫生应符合国家相关规定		如有餐饮服务，有 1 项未做到即为不符合	查看制度、相关记录，现场查看	
58	做到生与熟、成品与半成品分开制作、存储		如有餐饮服务，有 1 项未做到即为不符合	查看制度、现场查看	
59	膳食的采购、处理、储存、烹饪、供应过程全程可控		如有餐饮服务，满足 3 个过程可控为部分符合，满足 4 个及 4 个以上为符合	查看制度、现场查看	

序号	检查内容		检查细则	检查方式	检查结果
	服务社会老人的养老院	农村特困人员供养服务机构（敬老院）			
60	每周至少检查1次老年人房间有无过期食品，提醒老年人处理过期腐烂的食品		两者都满足，为符合，二者满足一项为部分符合	查看制度、现场查看、照护记录	
61	建立老年人伙食（膳食）委员会，监督膳食质量，定期了解老人膳食需求		如有餐饮服务，建立老年人伙食（膳食）委员会且发挥作用，为符合，二者满足一项为部分符合	查看制度、相关记录	
62	每日定期清扫房间、整理老年人个人物品及生活用品、清洗消毒卫浴设备，保持老年人居室整洁、地面干燥、无异味		有1项未做到，即为不符合	查看制度、现场查看老人、照护记录	
63	定期对走廊、功能活动区及设施设备进行清洁和消毒，保持公共服务区域整洁卫生、无异味		有1项未做到，即为不符合	查看制度、现场查看	
64	提供衣物、被褥、尿布等织物的收集、分类、清点、清洗、消毒与送回等服务，保证洗涤后的织物干净整洁	为失能、部分失能老年人提供衣物、被褥、尿布等织物的收集、分类、清点、清洗、消毒与送回等服务，保证洗涤后的织物干净整洁	有1项做不到即为部分符合，2项做不到为不符合	查看制度、现场查看、工作记录	
65	设立院内医疗机构或与医疗机构建立协作关系		如有，且有相关协议或合同，即为符合	查看合同文件、现场查看	
66	院内医疗机构管理服务符合卫生管理部门规定		如有院内医疗机构，且符合规定，则为符合	查看文件、现场查看	
67	定期为老年人体检		做到老年人每年体检1次，即为符合	查看制度、照护记录	
68	建立老年人健康档案		100%老年人有健康档案，即为符合	现场查看档案	
69	配备适合老年人需要的基本健身器具和康复辅助器具，并指导老年人正确使用		配备适合老年人需要的基本健身器具和康复辅助器具且指导老年人正确使用，为符合；二者满足一项即为部分符合	查看制度、现场查看、照护记录	
70	开展健康管理、健康咨询、健康教育等工作		开展2项服务即为部分符合，3项及3项以上为符合	查看制度、现场查看老人、照护记录	

序号	检查内容		检查细则	检查方式	检查结果
	服务社会老人的养老院	农村特困人员供养服务机构（敬老院）			
71	对失智老年人进行非药物干预、益智康复训练		如接收此类老人，且有1～2项该类服务，即为部分符合，3项及3项以上为符合	查看制度、现场查看老人、照护记录	
72	建立机构内感染预防和处理办法，有消毒和隔离制度		做到2项即为部分符合；3项及3项以上为符合	查看制度、现场查看、照护记录	
73	有养老院内个人卫生的规定，包含洗手操作标准，配置手套、口罩等必要防护性物品的规定		做到1项的部分符合；2项及2项以上为符合	查看制度、现场查看	
74	有传染病预防措施		应有制度、工作流程，有1项做不到，即为不符合	查看制度、流程	
75	有专人负责机构内感染控制，做好记录		有专人负责且有完整记录，即为符合；满足二者之一，即为部分符合	查看制度、现场查看、照护记录	
76	帮助新入住老年人及其亲属认识和熟悉机构的生活环境，使其尽快适应机构生活		做到2项即为部分符合；3项及3项以上为符合	查看制度、现场查看、照护记录	
77	了解掌握老年人心理状况，对出现的心理和情绪问题提供相应服务，必要时请专业人员协助		做到2项即为符合	查看制度、现场查看、工作记录、	
78	开展社会工作专业服务		院内有社会工作者或经过专业社会工作培训的人员为老人提供个案、小组等服务为符合；与社会工作专业服务机构、院校建立合作协议，定期开展社会工作服务，为部分符合	查看制度、服务记录	
79	为临终老年人提供关怀服务		有特设居室、专门服务人员、服务制度的为符合，少1项即为部分符合	查看制度、现场查看、照护记录	
80	有危机预警报告制度，对老年人可能出现的情绪危机或心理危机及时发现、及时预警、及时干预		做到2项即为部分符合；3项及3项以上为符合	查看制度、照护记录	
81	应家属要求，可以协助老年人去世后的后事处理	办理机构内特困人员去世后的丧葬事宜	可以协助的，为符合	查看制度、工作记录	

序号	检查内容		检查细则	检查方式	检查结果
	服务社会老人的养老院	农村特困人员供养服务机构（敬老院）			
82	开展适合老年人身心特点的歌舞、书画、手工、棋牌等文化娱乐活动和康乐活动，培养老年人的兴趣爱好		开展 3 项活动为部分符合，4 项及 4 项以上为符合	查看制度、现场查看、照护记录	
83	开展节日、特殊纪念日活动		开展 1 类活动为部分符合，2 类及 2 类以上为符合	查看制度、现场查看、活动记录	
84	通过讲座、培训班、老年大学等形式，开展各种教育培训活动		开展 2 项为部分符合，3 项及 3 项以上为符合	查看制度、现场查看、活动记录	
85	为失能（失智）老年人提供有助于感知觉恢复的文化娱乐活动		如收住这类老年人，提供 2 项活动即为部分符合，3 项及 3 项以上为符合	现场查看、照护记录	
86	为卧床老年人提供电视、广播、阅读等文化娱乐项目		如收住这类老年人，提供 2 项活动为部分符合，3 项及 3 项以上即为符合	现场查看	
87	组织志愿者为老年人提供服务；倡导老年人参与力所能及的志愿服务		组织志愿者为老年人提供服务且倡导老年人参与力所能及的志愿服务，为符合；满足二者之一的，为部分符合	查看制度、现场询问老年人、查看活动记录	
88	制定消防安全、特种设备设施安全、突发事件等相关管理制度、预警机制及应急预案		有 1 项未做到即为不符合；如果没有特种设备，则不对特种设备管理做要求	查看制度	
89	配备有资质的专（兼）职消防管理人员、按规定建立微型消防站、并达到"三知四会一联通，处置要在 3 分钟"要求		各项中有任何 1 项达不到，则该项为不符合	查看证书，询问	
90	人员住宿和主要活动场所严禁使用易燃可燃装饰装修材料，严禁采用夹芯材料燃烧性能低于 A 级的彩钢板搭建有人居住或者活动的建筑		有 1 项未做到为不符合	现场查看，询问	
91	对不需要设置自动消防系统的建筑，应当加强物防、技防措施，在人员住宿和主要活动场所安装独立式感烟火灾探测报警器和简易喷淋装置，配备应急照明和灭火器材		各项中有任何 1 项达不到，则该项不符合；设置自动消防系统的养老院则查看是否在相关场所对应设置相应设备	现场查看，人员操作、询问	
92	每月至少组织一次防火检查，每日防火巡查，夜间防火巡查不少于 2 次，并做好记录		有 1 项未做到为不符合	查看制度、现场查看记录、人员操作、询问	

序号	检查内容		检查细则	检查方式	检查结果
	服务社会老人的养老院	农村特困人员供养服务机构（敬老院）			
93	加强消防设施设备运行和维护保养，每年至少全面检查1次，参加区域联防组织，实行联防联治联控		各项中有任何1项达不到，则为不符合	现场查看，查看制度、记录	
94	保持安全出口、疏散通道、消防车通道畅通，应急照明、安全疏散指示标志完好。保证常闭式防火门处于关闭状态		有1项未做到为不符合	现场查看	
95	制订消防演练、应急疏散和灭火预案，每半年至少演练1次。每半年至少开展一次消防安全教育培训活动		有1项未做到为不符合	查看记录、资料，人员操作、询问	
96	设立吸烟室，人员住宿和公共场所禁止吸烟		有1项未做到为不符合	现场查看	
97	定期组织对电器产品及其线路、管路进行维护保养和检测，及时整改电气火灾隐患		有1项未做到为不符合	现场查看，查看维护记录	
98	燃气安全应符合国家相关规定，设置可燃气体报警装置		如有，有1项未做到为不符合	现场查看	
99	定期维护保养燃气设施设备		如有，有1项未做到为不符合	现场查看，查看维护记录	
100	燃气设施使用正确，无私自拆、移、改动燃气装置，无私自使用燃气热水器、取暖器和其他燃气器具等		如有，有1项未做到为不符合	现场查看	
101	燃气设施清洁干净卫生，周围无可燃物品和其他杂物堆放		如有，有1项未做到为不符合	现场查看	
102	购置、使用和更换电梯、锅炉、压力容器（含气瓶）、压力管道等特种设备，应符合安全监督管理部门的相关规定		如有，有1项未做到为不符合	现场查看	
103	对特种设备进行经常性日常维修保养，定期自检，有记录		如有，缺少1项即为部分符合	查看维护、交接班记录	
104	指定（有资质）机构对特种设备进行定期检验，有检查报告并备案		如有，缺少1项即为部分符合	查看年检或检验报告	
105	建立出入、探视、请销假等制度，防止老年人走失		有1项未做到为不符合	查看制度、记录	

续表

序号	检查内容		检查细则	检查方式	检查结果
	服务社会老人的养老院	农村特困人员供养服务机构（敬老院）			
106	建立视频监控系统，对养老院公共区域进行全方位监控或实行 24 小时巡查		建立视频监控系统或实行 24 小时巡查，均为符合	现场查看、视频记录	
107	建立突发事件处理的应急预案，对自伤、伤人、跌倒、坠床、噎食、误吸、走失、烫伤、食物中毒等事件有明确应急处理流程和报告制度		有应急预案、应急处置流程、报告制度，缺少 1 项即为部分符合	查看制度、流程、文件、记录	

注：38 ~ 43 项指标、44 ~ 51 项指标、52 ~ 60 项指标分别为自理老年人、部分失能老年人、失能老年人提供基础生活服务指标

二、卫健委的要求与管理

卫健委是批准护理院成立的主要部门之一，明确了护理院的执业范围，制定了护理院相关规章制度，并组织定期对护理院检查考核，对促进护理院持续健康的发展起到至关重要的作用。

（一）基本要求

1. 机构设置要求

（1）应具备医疗机构执业许可或在卫生健康行政部门（含中医药主管部门）进行备案，并在民政部门进行养老机构登记备案。

（2）提供餐饮服务的医养结合机构，应持有食品经营许可证。

（3）开展放射治疗项目的医养结合机构，应持有放射诊疗许可证。

2. 建筑及设施要求

（1）建筑设计及设施配备应符合《老年人照料设施建筑设计标准》（JGJ 450—2018）、《无障碍设计规范》（GB 50763—2012）、《养老机构基本规范》（GB/T 29353—2012）、《养老机构服务质量基本规范》（GB/T 35796—2017）、《医疗机构基本标准（试行）》等国家和行业标准的要求。

（2）消防设施应符合《建筑灭火器配置设计规范》（GB 50140）、《医疗机构消防安全管理》（WS 308）要求，消防设施标志应符合《消防安全标志设置要求》（GB 15630）要求。

（3）配置医疗护理基本设备，提供康复服务的应当配备老人常用的康复器具。

3. 科室设置及人员配备

（1）医养结合机构中的医疗机构，科室设置及人员配备应根据医疗机构的类型，相应的符合《医疗机构基本标准（试行）》《康复医院基本标准（2012 版）》《护理院基本标准（2011 版）》《护理中心基本标准（试行）》《康复医疗中心基本标准（试行）》《安宁疗护中心基本标准（试行）》《养老机构医务室基本标准（试行）》《养老机构护理站基本标准（试行）》《诊所基本标准》《中医诊所基本标准》《中医（综合）诊所基本标准》《中西医结合诊所基本标准》等各类医疗机构基本标准的要求。

（2）医护技人员应持有相关部门颁发的执业资格证书，并符合国家相关规定和行业规范对执业资质和条件的要求；社工师、心理咨询师、营养师等人员应持有相关部门颁发的资格证书。

（3）管理人员应具备养老机构或医疗机构的管理经验，养老护理人员、医疗照护人员上岗前应经过相关培训。

（4）定期开展医德医风教育，尊敬老人、关爱老人，体现人文关怀；廉洁自律，不收受老人及其家属各种形式的"红包"、物品和宴请，以及回扣和好处。

（二）服务内容与要求

1. 医疗服务

（1）巡诊服务：安排医生定期到老年人生活的房间或区域巡诊，了解老年人的健康状况，并做好记录。在巡诊过程中，可为有需要的老年人提供健康指导服务。

（2）门诊服务：安排有资质的医生在门诊开展针对老年常见病、慢性病的诊疗服务，对疑难病例或不能诊断治疗的疾病应及时向老年人及其家属说明，指导其及时外出就医。有条件的机构可开展远程医疗服务。

（3）住院服务：开设病房的机构应按照相关诊疗指南开展老年常见病、慢性病急性发作期及康复期的检查、康复、治疗或提供安宁疗护服务。鼓励邀请外院专家进行专科查房服务。

（4）急救服务：有条件的机构应安排医护人员24小时值班，及时提供急诊救护服务。对机构内无能力处理的急危重症疾病，及时抢救处理，同时立即呼叫"120"，并通知其家属。转运过程遵循就近转诊原则。

（5）转诊服务：医养结合机构中病情危重老年人，超过医养结合机构医疗服务水平或专业范围的，征求家属同意后，为其提供转诊服务。可安排医护人员或熟悉情况的服务人员跟随转诊，鼓励医养结合机构与周边综合性医院签订合作关系，开设绿色通道，确保及时有效转诊。

2. 护理服务

（1）基础护理服务：老人床单元整洁平整，老人衣物整洁，身体无异味，面部、口腔、指（趾）甲等清洁，精神状态良好。为长期卧床老年人做好皮肤护理，定时翻身，保持皮肤完整无破损。

（2）专科护理服务

1）皮肤护理：对老年人进行压疮危险因素评估，对高危老年人采取有效的预防措施，对带入压疮应做好伤口护理，及时上报、密切观察并记录；对于疑难压疮应申请护理会诊，护理部、科室定期进行原因分析，制订防范改进措施。

2）管道护理：按照专科护理常规做好常见管道如鼻胃管、鼻肠管、胃肠造瘘管、导尿管、PICC等的护理，掌握注意事项及导管脱落的应急预案与处理流程。

3）移动护理：掌握体位转换的目的和方式、异常步行的评估及指导，辅助老年人选择正确的辅助工具，安全将老年人转移到其他场所和地点。

4）用药护理：按照医嘱帮助老年人准确用药，了解老年人的用药特点，掌握常见药物的不良反应，观察用药后的疗效和不良反应，做好记录。

5）急救护理：掌握基本急救技能，能执行抢救医嘱，按照急危重病的抢救流程正确实施救治，严密观察病情变化，并及时报告，做好记录工作。

3. 康复服务

（1）开展适宜的康复项目,配备适合老年人需要的基本健身、康复辅助器具和康复诊疗设备。

（2）康复医师对老年人有明确的功能诊断与功能评估，有针对性地为老年人制订康复计划，包括言语功能、吞咽功能、肢体功能、认知功能等训练；保护并改善其残存功能，减轻后遗症功能障碍程度。

（3）有资质的康复治疗训练人员实施康复治疗与训练，定期进行效果评价。

4. 健康管理服务

（1）为老年人建立健康管理档案，动态管理，定期组织老人健康体检。

（2）定期开展健康教育活动，在院内设置健康教育宣传栏，制作或发放健康教育宣传资料。

5. 营养膳食服务

（1）尊重老年人的饮食习惯，提供均衡营养膳食，每天制订多样化食谱，对有需要者提供送餐、协助用餐服务。

（2）对存在吞咽障碍的老年人进行吞咽功能评估，提供半流质饮食，有条件者予以吞咽功能训练。

（3）对于鼻胃（肠）管、胃造瘘等管饲饮食、糖尿病、高尿酸血症等特殊饮食的老年人，根据每日所需热量，提供流质饮食、糖尿病饮食、低嘌呤饮食等治疗饮食。

6. 精神慰藉服务

（1）机构制订常态化的老年文娱活动计划，活动丰富、开展有序。积极与社会志愿组织共建，为老年人提供服务，丰富老年人的精神文化生活。

（2）及时掌握老年人的身体状况、饮食起居、睡眠情况、思想情绪、精神状态等，每天与老年人进行交流，发现问题及时报告、及时处理。

（3）配备心理服务必要的设施设备与房间，由经过专业心理学培训的心理咨询师、医护人员等为老年人提供心理精神支持服务。

7. 中医药服务 为老年人提供适宜的中医理疗和养生服务，如开展按摩、刮痧、拔罐、艾灸等理疗服务，以及通过膳食调养、传统保健运动等进行健康干预。

8. 安宁疗护服务 有条件的机构开设安宁疗护病房，签订有关安宁疗护服务协议。尊重老年人的信仰，保护老年人隐私，对老年人开展疼痛控制、舒适照护、心理支持和人文关怀等安宁疗护服务。

9. 延伸服务 鼓励机构开展延伸服务，如对周边社区、居家人群提供医疗、护理、居家养老服务、远程医疗服务等。也可通过成立居家养老（护理）中心的形式开展延伸服务。

（三）质量管理与评价

1. 医疗制度管理

（1）建立完善的医疗管理制度，如十八项核心制度。

（2）建立急救流程、临床诊疗、护理技术操作规范、人员岗位职责等相关规范；与上级医疗机构建立急危重症患者转诊绿色通道，制定转诊流程，保障老人得到及时、连续的抢救治疗。

2. 仪器设备管理 建立保障仪器、设备和抢救物资使用的制度和流程，定期进行日常维修保养、自检，并做好记录。

3. 药事管理 建立药事管理制度，药品储存、调剂、使用符合相关规定；对麻醉药品、精神药品等特殊药品实施全程管理。

4. 护理院感染管理 建立完善的护理院感染管理相关制度，有健全的感染管理组织，配备专人（兼职）负责，感染管理职责明确，有培训、有记录，发生感染或疑似传染病及时报告。院内设有医疗废弃物存放点，严格按照相关制度进行分类、收集、存放、运输等管理。

5. 病历（案）管理 有病历书写制度及相关管理规定；病历书写规范，定期进行质量评价，管理符合要求。

6. 医疗保险管理　　建立相关医疗保障管理制度，严格服务收费管理，公开医疗价格收费标准和基本医疗保障支付项目，无欺诈、骗取医保基金行为，保障参保患者知情同意。

7. 信息化管理

（1）设有满足临床医疗、护理工作及医保管理等需求的信息系统，按规定完成相关信息的报送工作，数据真实可靠。

（2）建立信息系统管理和保障的规章制度。保障网络信息安全，保护老年人隐私，有信息突发事件应急预案，保证业务的连续性。

8. 安全管理

（1）由经过培训的专业人员对老年人进行综合评估，对跌倒、坠床、走失、自杀、噎食、烫伤等事件有明确的防范、应急处理和报告制度，以及使用床栏、约束带等安全用具告知制度。

（2）应有卫生防疫、突发事件处理的应急预案及流程。

9. 持续质量改进

（1）质量评价方式

1）机构内部依据制度进行质量检查考核。

2）第三方组织进行质量监督。

3）社会监督评议。

（2）质量评价依据

1）机构内部指定的管理制度、岗位职责及质量记录等。

2）不良事件的发生率。

3）服务对象、家属的满意度及投诉情况。

（3）服务质量改进：定期召集相关人员进行服务质量分析及改进，并追踪落实，根据奖惩规定给予相应的奖惩措施。

三、人力资源和社会保障部的要求与管理

定点护理院取得卫生部门认定的医疗执业资质并已正常开业，市社会保障行政部门审查确定了医疗保险定点资格，与市社会保险基金管理中心（以下简称市医保局）签订医疗保险定点医疗服务协议，为本市参保人员和离退休干部（以下统称参保人员）提供医疗养老医保及基本照护险服务。

（一）定点护理院应具备的条件

1. 遵守国家有关医疗服务和药品管理法律、法规；执行国家和省、市物价部门规定的医疗服务和药品价格的法规和政策。

2. 执行社会医疗保险的有关政策规定，建立与社会基本医疗保险要求相适应的内部管理制度，并配备专门的管理人员和计算机系统。

3. 持有《医疗机构执业许可证》。

4. 参加社会保险，本单位职工应保尽保并按时足额缴纳社会保险费。

5. 财务管理制度健全，有药品及医用耗材进销存软件管理系统。

6. 参加药品及医用耗材集中采购并执行中标价格。

（二）定点护理院申报

具备以上条件，愿意承担为本市参保人员提供医疗服务的护理院，可向市社会保障行政部门提出书面申请，并提供以下材料。

1. 医疗机构执业许可证副本及复印件。

2. 收费许可证副本及复印件。

3. 大型医疗仪器设备清单。

4. 护理院执业医师代码名册电子版信息。

5. 上一年度业务收支情况和门诊、住院诊疗服务量，以及可承担的医疗服务能力。

6. 药品监督管理和物价部门监督检查合格的证明材料。

7. 医疗保险工作分管领导和专职管理人员名单。

8. 计算机及网络设备清单，负责计算机硬件、软件维护的工程技术人员名单。

（三）定点护理院评审

市医保局制订医疗保险定点规划，定期或不定期集中受理市区统筹范围内护理院的定点申请。依据条件标准，按照合理布局、方便群众、择优选择的原则进行筛选，并在此基础上进行现场检查。经征求市卫生等相关部门意见后确定初步定点名单，再经社会公示后认定定点资格。由市社会保障行政部门发放定点医疗机构资格证书和统一制作的定点医疗机构标牌，并向社会公布；被取消定点资格的，证、牌予以收回。

（四）定点护理院的协议管理

1. 市医保局对取得定点资格后的护理院实行协议管理，并负责其医保软件的操作验收、诊疗及药品库对照的验收工作。市医保局制订的社会医疗保险服务协议中，应明确双方的责任、权利和义务，根据协议约定各自承担违约处罚，签订协议有效期一般为2年，协议到期定点单位应及时与市医保局续签协议，逾期2个月仍未续签的，将暂停定点单位结算服务。

2. 市医保局对护理院的指导：市医保局应加强对定点护理院医疗保险业务工作的指导，并对医疗服务情况进行定期费用审核和日常检查监督，必要时可采取明查暗访、录音、录像等方法采集有关证据资料。护理院应积极配合，提供与费用审核、检查监督等相关的资料、财务账目及药品"进、销、存"台账清单等，拒不配合调查者将按违规证据事实予以处理。

（五）医保局与定点护理院的联网管理

1. 市医保局与定点护理院实行计算机实时联网管理　取得定点资格的护理院必须按要求配备计算机和网络系统，配备与社会基本医疗保险业务相适应的计算机管理人员、经培训合格及持证上岗的计算机操作人员；定点护理院安装规定的医保软件，为确保医保网络安全，还必须安装病毒防火墙，定时查毒、杀毒；与市医保局连接的服务器不能与互联网相连；服务器IP地址经市医保局设定后，不得擅自修改；按要求做好诊疗、药品数据库的对照工作。

2. 定点护理院的网络运行　应按要求保证医疗保险软件的正常运行和网络的畅通，保证参保人员的正常就医，及时、准确地向市医保局提供参保人员医疗费用的发生情况等有关信息。市医保局发现定点单位有病毒侵入或恶意攻击医保网络的行为时，可以立即切断该定点单位的网络连接，并结合考核予以处罚。

3. 市医保局对定点护理院医生的医保处方实行跟踪监控　根据《处方管理办法》的规定，对出现超常处方3次以上且无正当理由的医师提出警告，暂停其医保处方权；暂停医保处方权后，仍连续 2 次以上出现超常处方且无正当理由的，报行政部门取消其处方权。

4. 定点护理院发生以下行为，一经查实，除按有关规定进行处罚外，即暂停或取消医疗保险定点资格

（1）伪造门诊、住院病历，弄虚作假，骗取医疗保险基金的。

（2）以药易药、以药易物，采用不正当手段划卡结付的。

（3）恶意攻击医保网络，造成网络瘫痪或数据破坏的。

（4）进销存账物严重不符，提供虚假票据，以非法手段返利促销，套取医疗保险基金的。

（5）严重违反医疗保险有关政策法规行为的。

（六）定点护理院的内部医疗保险管理

1. 建立健全内部医疗保险管理制度   配备专（兼）职医疗保险管理人员，加强医疗保险政策的学习和宣传并设置宣传栏，面向社区居民，坚持"以老年人为中心"的服务准则，热心为参保人员服务，在诊疗过程中严格按照首诊负责制和因病施治原则，合理检查，合理用药，合理治疗，合理控制医疗费用。张挂定点医疗机构资格证书（正本）、常用药品及收费项目价格及优质服务便民措施，为就医人员提供整洁舒适的就医环境。

2. 认真审核就诊人员的医疗保险   工作人员在为参保人员提供医疗服务时应认真核验就诊人员的医疗保险（离休干部）病历、医疗保险证及社会保险卡（IC 卡）（以下统称"证、卡"），为保证参保人员治疗的连续性和用药的安全性，接诊医师应查阅门诊病历上的前次就医配药记录，对本次老年人的检查、治疗、用药等医疗行为应在病历上明确记录。参保人员因行动不便委托他人代配药的，由被委托人在专用病历上签字。

3. 必须使用规范的处方和收费票据   严格遵守药品《处方管理办法》的规定。

（1）同一通用名称药品的品种不得超过两种，处方组成类同的复方制剂 1～2 种。

（2）处方一般不得超过 7 日用量；急诊处方一般不得超过 3 日用量；对于某些需长期服药的慢性病（如结核病、高血压、糖尿病等。麻醉、精神药品从其规定）可适当延长，一般为 30 日，但医师应当注明理由。

（3）老年人出院时不得带与本次住院病情无关的药品。

（4）不得限制老年人持医保处方到定点零售药店购药。

4. 严格执行有关规定   专科医师在为享受门诊特定项目的大病老年人治疗时，应认真核对证、卡，因病施治，严格执行药品限量管理规定。

5. 严格掌握住院指征   收治住院老年人时，应严格掌握住院指征，并按照因病施治的原则进行治疗。住院期间的所有医药费用必须进入住院费用累计，持卡结付，不得推诿老年人、挂名或分解住院。（注：分解住院是指护理院在住院患者尚未痊愈的前提下，为患者办理多次出院、住院手续的行为）

6. 严格执行医疗保险政策规定   按规定办理门诊特定项目和转院手续。

7. 尊重参保人员对就医费用的知情权   在使用自费药品或自费诊疗服务项目时，非紧急情况下应事先征得患者本人或家属的同意，院方应主动为住院老年人提供每日医疗费用的明细清单。

8. 加强对药品的管理   建立药品效期警示制度，对药品进、销、存及效期实现计算机动态管理，健全药品进、销、存台账，加强对药品质量的监控，确保参保人员的用药安全。

9. 严格执行国家和省有关药品和医疗收费的政策和价格规定　不得擅立收费项目、分解收费、超标准收费和重复收费。

10. 遵守职业道德　不得以医疗保险定点医疗机构的名义进行任何商业及性病广告宣传；不得收受"红包""回扣"；不得以现金、礼券及商品等方式进行医疗消费的促销活动。

（七）医保局对定点护理院的监管

1. 医保局对定点护理院的定点资格证书实行年度审核制度，定点护理院变更机构名称、法定代表人、单位性质、所有制形式、地址、诊疗科目时，必须事先向卫生行政部门提出变更申请，经同意并办理变更手续后，向医保局报告，医保局在对其变更内容进行复核后，符合定点要求的，保留其定点服务资格；未经卫生行政部门审核同意并办理变更手续的，暂不核（换）发定点资格证书，并暂停定点资格，自主变更机构法人、名称、地址的，按新定点的护理院办理审批。

2. 定点护理院发生违规行为或违反双方协议内容的，医保局应扣回医疗保险基金不予结付的违规费用；视情节给予通报批评、警告、降级、暂停定点护理院医疗结算。具体违规行为和视情节处理的条款，在市医保局与定点护理院签订的协议中明确，对情节严重或本年度内第二次被处暂停处罚的，取消其定点护理院资格。

3. 医保局会同卫生、药监、物价等有关部门对定点护理院医疗服务和管理情况进行行政执法检查。结合日常考核，对年度综合总分 95 分以上，平时检查各项制度健全、服务规范、合理控制医疗费用增长比例的定点护理院予以通报表彰，并对医疗保险管理先进个人予以表彰奖励；对年度总分低于 80 分的，限期进行整改；对年度考核总分低于 70 分的定点护理院，将暂停或取消定点资格。

四、其他政府部门对护理院的要求与管理

（一）消防部门

主要针对护理院存在或潜在的消防安全问题进行技术指导和监督管理，并颁发消防安全许可证。

（二）国土部门

主要负责护理院新、改、扩建设项目的土地审批、划拨的管理。

（三）建设部门

主要负责新、改、扩建设项目的建筑设计、审批、施工、竣工验收的管理。

（四）行政审批部门

主要负责营利性护理院的工商注册登记和经营监督管理。

（五）税务部门

主要负责财务监管与税务监督，盈利性护理院税务注册登记和征缴，非营利性护理院的税收减免等工作。

（六）人社劳动保障部门

主要对护理院的劳动用工进行执法监督。

第五节 护理院管理原则与方法

一、护理院管理原则

（一）安全第一的原则

护理服务业是一个高风险的行业，服务对象多半是体弱多病的失能或半失能老年群体，稍有不慎或工作疏忽，就有可能酿成意外伤害与事故，引来纠纷，造成损失。因此，安全管理是头等大事，应从制度上防范，强化意识，彻底消除不安全因素。

（二）服务第一的原则

没有高质量的服务，就难以吸引和留住老人，机构将面临困境，甚至无法生存。

（三）"以人为本"的原则

"以人为本"是管理学中人本原理的核心，表现在以下3个方面。

1. 规划设计、装修或改造，体现"以人为本" 一切为了方便老年人的居住与生活，营造一个温馨、舒适、安全的居住环境。

2. 服务理念体现"以人为本" 对每一位老年人提供体贴入微的人性化服务。

3. 员工管理体现"以人为本" 管理者对员工既要严格要求，又要处处关心，激发员工努力工作的积极性。

（四）依法管理，诚信服务的原则

只有依法管理才能使机构健康发展，才能赢得政府的扶持和社会的支持。诚信对老年人，诚信对社会，诚信对员工，诚信对每一个人。

（五）科技与管理持续领先的原则

科学合理及持续的员工培训、人才培养、设备更新、管理创新和护理院文化建设，实现在技术和文化上的持续领先。

二、护理院管理方法

护理院管理要实事求是，整体、系统地发展，具体问题具体分析。

（一）行政管理

运用行政手段，按照行政系统和层次管理方式，领导和推进工作，护理院不同于一般的企事业单位和其他专科医疗卫生单位，也要考虑到护理院自身的特点。

（二）绩效管理

运用内部分配，如工资、奖金激励，以及目标责任制等一系列经济手段来组织、调动员工的主观能动性，提高工作效率，进而获得社会效益和经济效益。

（三）目标管理

确定目标是目标管理的第一步和关键环节，责任制的各项指标，具有一定的指令性和法律性，是衡量和评价工作的依据，正确实施责任制，将有效提高管理效能。

（四）制度化管理

制定切实可行的规章制度，大家共同遵守规章制度，组织管理规范有序，要做到有法必依、执法必严和奖惩分明。

（五）标准化管理

针对机构生产、经营、服务过程中的每一个环节、每一个部门、每一个岗位，以人为核心，制定细而又细的科学化及量化的标准，并按照标准进行管理，使机构形成统一的思想和行动准则，提高服务质量和劳动效率，减少资源浪费。

三、护理院管理流程

PDCA 循环又称戴明环，是由美国质量管理专家休哈特博士提出的，它是全面质量管理所应遵循的科学程序，也是企业管理各项工作的一般规律。PDCA 循环即针对品质工作按规划、执行、查核与行动来进行活动，以确保制定的政策、计划和目标达成，并进而促使品质持续改善。

（一）P（plan）计划

包括方针和目标的确定，以及活动规划的制定。

1. 分析现状、找出问题　强调对现状的把握和发现问题的意识、能力，发现问题是解决问题的第一步，是分析问题的条件。

2. 分析产生问题的原因　找准问题后，分析产生问题的原因，集思广益，找出产生问题的所有原因并加以分析。

3. 确定最佳方案　区分主要因素和次要因素是有效解决问题的关键。

4. 制定对策、制订计划　有了好的方案，其中的细节也不能忽视，计划的内容如何完成好，需要将方案步骤具体化，逐一制定对策，明确回答出方案中的"5W1H"，即为什么制定该措施（why）、达到什么目标（what）、在何处执行（where）、由谁负责完成（who）、什么时间完成（when）、如何完成（how），使用过程决策程序图或流程图，方案的具体实施步骤将会得到分解。

（二）D（do）执行

根据已知的信息，设计具体的方法、方案和计划布局；再根据设计和布局，进行具体运作，努力实现预期目标的过程。

1. 设计出具体的行动方法、方案，进行布局，采取有效的行动。设计和决策水平决定了组织执行力。

2. 对策制定完成后就进入了实验、验证阶段，也就是"做"的阶段。在这一阶段除了按计划和方案实施外，还必须要对过程进行测量，确保工作能够按计划进度实施。同时建立数据采集，收集过程中的原始记录和数据等项目档案。

（三）C（check）检查

总结执行计划的结果，分清哪些对了，哪些错了，明确效果，找出问题，即确认实施方案是否达到了目标。

效果检查，检查验证、评估效果。"下属只做你检查的工作，不做你希望的工作。"方案是否有效、目标是否完成，需要进行效果检查后才能得出结论。将采取的对策进行确认后，对采集到的证据进行总结分析，把完成的情况同目标值进行比较，看是否达到了预定目标。如果没有出现预期结果时，应确认是否严格按照计划实施对策，如果是，就意味着对策失败，那就要重新进行最佳方案的确定。

（四）A（action）改进

对总结检查的结果进行处理，对成功的经验加以肯定，并予以标准化；对失败的教训也要总结，引起重视。对于没有解决的问题，应提交给下一个 PDCA 循环中去解决。

1. 标准化，固定成绩。标准化是维持企业治理现状不下滑，积累、沉淀经验的最好方法，也是企业治理水平不断提升的基础。可以说，标准化是企业治理系统的动力，没有标准化，企业就不会进步，甚至下滑。对已被证明的有成效的措施，要进行标准化，制定成工作标准，以便以后的执行和推广。

2. 问题总结，处理遗留问题。所有问题不可能在一个 PDCA 循环中全部解决，遗留的问题会自动转进下一个 PDCA 循环，如此，周而复始，螺旋上升。

PDCA 循环作为质量管理的基本方法，不仅适用于整个工程项目，也适用于整个企业和企业内的科室、班组以至个人。护理院各级部门根据方针目标，都有自己的 PDCA 循环，层层循环，形成大环套小环模式。

（陈建群）

第 2 章

护理院行政管理

第一节 概 述

一、定义

（一）行政

行政是指一定的社会组织，在其活动过程中所进行的各种组织、控制、协调、监督等活动的总称。

（二）行政管理

行政管理是指运用国家权力对社会事务以及自身内部的一种管理活动，也可以泛指一切企业、事业单位的行政事务管理工作。

二、行政管理的内容

（一）综合办公室的日常管理

综合办公室是护理院的综合性行政办事机构，日常管理内容包括：起草和接收各类行政公文，组织协调各科室工作，检查督办各项工作的落实，收集信息资料，组织行政会议，负责来宾接待，承担内部车辆、电话管理，负责领导临时交办的工作。有的护理院将人力资源管理也设在行政管理中。

1.人事管理　负责全院工作人员的招聘、培训、薪金、绩效等制度的建立与实施。

2.信息及市场部管理　负责全院各种信息数据的统计，负责计算机网络的安全与运行，负责院内突发事件的报告，负责顾客的满意度调查及汇总工作、来信信访等制度的建立与实施。

3.文书档案管理

（1）负责起草护理院工作计划、总结、决议、报告、请示等文件。

（2）负责行政公文、公函的起草和审核工作。

（3）负责处理行政日常事务，为院领导部署工作、组织活动、出席会议等提供服务。

（4）负责会议、公文收发、档案管理、印章使用、车辆管理、接待标准等制度的制定与实施。

4.安保管理　负责护理院安全、消防、环境卫生等制度的制定与实施。

（二）行政考核

1.行政办公人员的工作态度　工作是否积极主动，可通过员工调查问卷方式获得，至少 1 个季度调查 1 次。

2. 工作能力　行政管理人员对日常事务的处理能力，包括工作的效率、质量及被服务对象的满意度，可每月考核 1 次。

（三）综合办公室的管理

1. 制度建设　根据年度计划，完成有关管理制度的制定及修订工作等，以完成率为考核标准，1 年考核 1 次。

2. 制度执行　对有关管理制度的执行情况进行监督、检查和指导，可通过主管领导对执行情况的满意度进行考核。

3. 日程安排　根据主管领导的周计划，协调安排各项活动，可根据主管领导的满意度进行考核。

4. 文件起草　根据主管领导安排的时间及内容起草各类文件、请示、报告及通知等材料，通过完成率及差错率进行考核。

5. 会议记录　要求各种会议均有记录，记录格式规范，内容真实，无遗漏，根据完成率及差错率进行考核。

6. 稿件校核　各级上报文件和材料的核对、编号、上报、抄送及送发单位名称必须准确无误。

7. 文件传递　按照文件传递时间要求，完成文件传递传阅工作，可通过完成率和差错率考核。

8. 公关工作　做好政府部门及社会团体的公关工作，使申请、审批和协调功能顺利进行，可通过主管领导对公关的满意度进行考核。

9. 印鉴保管与使用　严格遵守印鉴保管与使用规定，不得擅自使用。

10. 会务工作　会议召开前，完成各种会议的准备工作，可通过完成率、差错率及主管领导的满意度进行考核。

11. 档案资料管理　各种会议资料、规章制度等，需要及时存档，不可有差错。

12. 经费控制　办公经费控制在预算之内。

13. 公务车管理　通过服务部门的满意度进行考核。

第二节　行政管理组织架构与考核方法

一、行政管理组织架构

护理院院长为行政管理组织负责人，一般至少需要配备业务副院长 1 名，行政副院长（或后勤副院长 1 名）。行政管理组织架构如图 2-1。

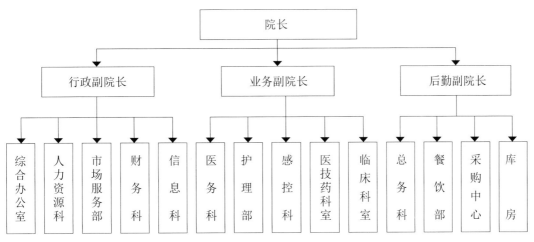

图 2-1　行政管理组织架构图

二、行政管理考核方法

行政办公室的绩效量化考核指标见表 2-1。

表 2-1　行政办公室的绩效量化考核指标

序号	考评项目及指标	权重(%)	考核标准	考核方法
1	制度建设：按年度计划，完成有关管理制度的制定与修订工作，完成率 100%	10	完成率达到 100%，满分；每有一项制度未完成，扣 1 分	年度绩效考核前 1 周，查证制度存档资料
2	制度执行：对有关管理制度的执行进行监督、检查和指导，主管领导对管理制度执行的满意率达到 90% 以上	10	主管领导对管理制度执行满意率达到 90% 以上，得满分；满意率每降 1%，扣 1 分	在年度绩效考核前 1 周，对中层干部进行问卷调查
3	日程安排：根据每位主管领导的周工作计划，协调安排好各项活动，主管领导对活动安排的满意度达到 90% 以上	10	主管领导满意率达到 90 以上，得满分	在每月最后 1 周，对主管领导进行满意率问卷调查。满意率＝满意和比较满意人数 / 问卷调查人数 ×100%
4	文件起草：按照主管领导要求的时间和内容起草各种文件、请示、报告和通知等材料，完成率 100%；差错率为 0，主管领导满意度达到 90% 以上	10	完成率达到 100%、差错率为 0、满意率达到 90% 以上，得满分；每有 1 项材料未按时完成，扣 1 分；满意率每降 1%，扣 1 分	在每月最后 1 周，对主管领导进行完成率、满意率问卷调查；对中层干部进行差错率问卷调查，并对有关差错信息进行查证

序号	考评项目及指标	权重(%)	考核标准	考核方法
5	会议记录：要求各种会议均有记录，记录格式规范，记录内容真实、无遗漏，完成率100%；差错率控制在0.2%以内	5	会议记录完成率100%、差错率控制在0.2%以内，得满分；每有1次会议无记录，扣1分	每季度最后1周，抽样检查某1次会议记录，核实会议记录内容，采集完成率和记录差错情况
6	稿件校核：各种上报文件和材料的校核、编号、上报、抄报以及送发单位名称的差错率为0	5	各种上报或发送材料无差错，得满分；每出现1个差错，扣1分	在每月或每季度最后1个工作日，对主管领导进行问卷调查
7	文件传递：按照各种文件传递时间要求，完成文件传阅工作，完成率100%；差错率为0	5	文件传递完成率达到100%、差错率为0，得满分；由于管理人员的责任，每出现1次拖延或差错，扣1分	在每月或每季度最后1个工作日，对主管领导和有关部门主管进行问卷调查
8	公关工作：做好有关政府部门、社会团体的公关工作，使申请、申报、审批或协调等工作顺利进行，避免公司损失，主管领导满意率达到90%以上	5	主管领导满意率达到90%以上，得满分；满意率每降1%，扣1分	在每季度最后1周，对主管领导进行问卷调查，采集考核信息。满意率=满意和比较满意人数/问卷调查人数×100%
9	印鉴与证书保管与使用：严格遵守印鉴保管、使用规定，保管与使用差错率为0	5	印鉴保管和使用未出现差错，得满分；违规使用每出现1次，扣7分	在每月或每季度最后1个工作日，对高、中层主管进行问卷调查
10	会务工作：在会议召开前1天，完成各种会议准备工作，完成率100%；差错率为0；高、中层主管满意率达到95%以上	5	差错率为0、完成率达到100%、满意率达到95%以上，得满分；在会议期间，每发现1个差错，扣1分；每有1项工作未完成，扣1分；满意率每降1%，扣1分	在每月或每季度最后1个工作日，对高、中层主管进行问卷调查
11	档案资料管理：各种会议资料、规章制度及有关需要存档资料，在规定时间内存档，完成率100%；归档资料的完整率100%；差错率为0	5	完成率100%、完整率100%、差错率为0，得满分；每有1次差错，扣1分，完成率或完整率每降1%，扣1分	在年度绩效考核前1周，抽样检查。完整率=实际归档件数/应当归档件数×100%
12	网站管理：按照主管领导对网站信息更新的要求，进行更新和维护，做到查找信息和检索方便，主管领导和全体员工对网站信息内容及管理满意率达到90%以上	5	主管领导和全体员工对网站信息内容及管理的满意率达到90%以上，得满分；满意率每降1%，扣1分	每年2次，对主管领导和全体员工进行抽样问卷调查

序号	考评项目及指标	权重(%)	考核标准	考核方法
13	经费控制：各项经费控制在预算范围内，超出经费额为 0	5	各项经费开支控制在预算范围之内，得满分；未经有关主管领导批准，经费每超 0.1%，扣 1 分	在年度绩效考核前 1 周，考到财务部询问管理人员经费开支情况
14	服务满意率：其他部门对综合办公室工作人员服务态度满意度达到 90% 以上	5	满意率达到 90% 以上，得满分；满意率每降 ×%，扣 1 分	在年度绩效考核前 1 周，对各部门主管进行满意率问卷调查
15	交办任务：完成领导交办的临时工作任务，主管领导的满意率达到 95% 以上	5	主管领导的满意率达到 95% 以上，得满分；满意率每降 ×%，扣 1 分	每年 2 次，对其主管领导进行问卷调查
16	公务车管理	5	主管领导和全体员工对公务车服务质量的满意率达到 95% 以上，得分满分；满意率每降 1%，扣 1 分；满意率每增 1%，加 1 分	每年 2 次，对主管领导和全体员工进行抽样问卷调查

（王　琴）

第 3 章

护理院医疗与医技质量管理

第一节　概　述

一、定义

（一）医疗质量

医疗质量指在现有医疗技术水平及能力条件下，医疗机构及其医务人员在临床诊断及治疗过程中，按照职业道德及诊疗规范要求，给予患者医疗照顾的程度。

（二）医疗安全

医疗安全指医院在实施医疗保健过程中，患者不发生法律和法规允许范围以外的心理、机体结构或功能损害、障碍、缺陷或死亡。

（三）医疗风险

医疗风险指医疗行为本身的特殊性对患者身体结构的完整性、健康甚至生命的潜在危险性，存在于医疗服务全过程中，可能会发生损害或伤残事件的不确定性及一切不安全事情，如药品出现不良反应而引发的风险等。

二、医疗质量管理的内容

医疗质量管理内容包括：医疗质控小组、规章制度、医疗技术、诊断、治疗、诊疗时间、医疗纠纷、院内感染、用药的规范性、医疗工作效率、医疗资源的利用效率、患者生存质量及满意度等（图 3-1）。

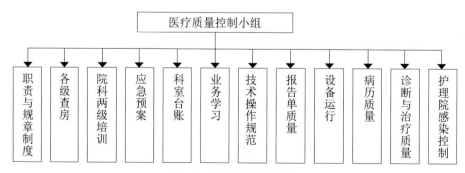

图 3-1　医疗质量管理内容

（一）医疗质量控制组织

1. 院级质控组织 建立或完善医疗质量管理委员会组织架构，即医疗质量控制小组，医疗质量管理必须由小组共同完成，所有成员必须具有丰富的临床经验或相关的医疗管理经验，并有高级职称，质控工作一般 1 个季度 1 次，并有质量检查分析报告，年终要有医疗质控总结，对发生频次多的治疗问题要提出整改意见，并作为下一年重点质控工作内容。

2. 科室医疗质控小组 科室主任为组长，副主任和护士长为副组长、成员由高年资医生和护士组成，每月进行一次科室质控检查，并做出整改，提出下一步质控的重点。

（二）规章制度与应急预案

1. 有较为完整的岗位职责与规章制度，院、科两级培训与考核，考核不少于每年 1 次。

2. 技术操作每季度至少抽查 1 次，及时发现医疗隐患，并提出整改意见。

3. 有完善的应急预案及流程，至少每季度抽查演练 1 次。

（三）科室台账管理

一线科室要建立健全科室台账，包括交接班本、危急值报告登记本、患者出入院记录本、业务学习本、疑难病例讨论本、死亡病例讨论本、药物不良反应本、不良事件记录本、质控本、医生进修学习及培训记录本、医疗器械目录本等，质控组织至少检查 1 个季度 1 次。

（四）医疗技术

要有完善的医疗技术操作规范及临床诊疗指南，新技术、新项目的准入、论证、审批、安全、质量、效果及经济效果分析等，如基本的医疗技术开展情况、新技术准入情况、技术培训、技术考核等，临床科室每年开展的新技术不少于一项。

（五）医疗运行

通过每日的晨交班，掌握医疗运行情况，交班内容如下。

1. 护理院在院老人总人数、新入院人数、死亡人数、危重患者人数。

2. 安全医疗情况：老年人跌倒及坠床人数、合并并发症人数（并发症的类别）、是否有走失老年人、药物不良反应人数、是否有烫伤、康复训练中是否有异常情况、是否有老年人噎食、插管是否有脱落情况、医务人员是否有感染暴露。

3. 意外伤害事件：老年人是否有自残情况、精神疾病患者是否有伤人情况、是否有意外伤害的老人等。

4. 危重患者抢救处理情况。

5. 医疗保险及护理保险落实情况。

6. 医疗纠纷情况。

7. 医疗差错或医疗事故情况。

8. 值班人员在岗情况。

如存在问题，需要提出处理问题的整改意见，并报质控组织备案。

（六）日常医疗工作管理

建立及完善管理工作程序和业务工作程序，从管理层到业务部门要有完善的管理流程，医务科每天都应进行医疗质量抽查，通过计算机网络、医疗总值班等方法，发现问题及时整改。

（七）医疗行为规范

1. 病历书写：严格执行病历书写规范，甲级病历达 90% 以上，杜绝丙级病历。

2. 临床药物的使用、药占比是否合理。

3. 辅助检查是否全面，报告单要求报告准确无误。

4. 危重患者的医嘱执行情况、病历抢救记录是否及时完整、诊断是否及时等。

（八）业务培训

1. 三基考核：每季度进行 1 次，全员参与，合格率是 100%。

2. 业务学习：分院科两级进行，科教科要有年度培训计划、培训目录、培训内容记录，科室学习每月至少 2 次。

3. 临床突出的技术或疑难问题培训，不少于每年 2 次。

4. 有计划地选派技术队伍骨干到上级医疗或护理机构进修学习，不少于每年 2 人次。

5. 新入职员工培训：又称岗前培训，包括安全知识、规章制度及职责培训，由医务科组织，一般培训时间为 7 日。

（九）查房

1. 医师三级查房

（1）住院医师查房 2 次 / 日。

（2）主治医师查房至少 3 次 / 周。

（3）主任或副主任医师查房至少 1 次 / 周。

2. 职能部门查房　1 次 / 月，医务科、护理部对临床科室工作进行监督查房，督促科室规范开展诊疗工作，及时发现安全隐患，保障老年人的医疗质量与安全。

3. 业务院长行政查房　1 次 / 月查房，医务科及护理部等相关职能部门参加，查房内容如下。

（1）科室指标的完成情况。

（2）医疗护理工作计划及计划完成情况。

（3）医疗护理服务中的主要问题。

（4）各种规章制度及政策的贯彻执行情况。

（5）危重老年人的医疗、护理、生活情况，包括医疗、护理文书的书写。

（6）老年人及其家属对病区工作的满意度，听取和解决病区工作中的主要问题和困难。

（7）仪器设备使用情况。

第二节　医疗质量管理体系

一、质量管理组织架构

（一）院级医疗质量管理委员会

院级医疗质量管理委员会（图 3-2）中院长是医疗质量管理第一责任人，业务院长在院长的领导下开展医疗质量与安全管理工作，委员会成员有院长、业务院长、医务科科长、护理部主任、门诊部主任、院感科室主任、设备科科长、临床科室主任、医技科室主任及药剂科主任等。

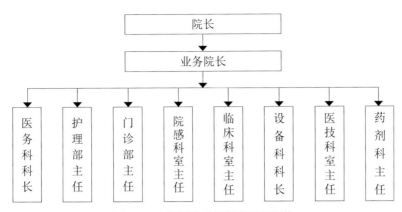

图 3-2　院级医疗质量管理组织架构

（二）医疗质控流程

医疗质控流程见图 3-3。

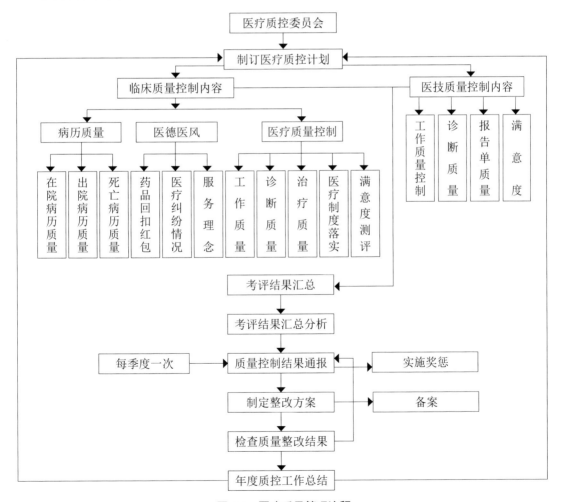

图 3-3　医疗质量管理流程

二、考核方法

考核方法见表 3-1 ～表 3-4。

表 3-1 住院病历质量判定标准

项目		缺陷内容	扣分标准（分）	扣分	扣分理由
基本规则		（1）字迹潦草难以辨认、不能通读；有 2 处以上重要内容明显涂改；或代替、模仿他人签名	重度缺陷		
		（2）病历记录系拷贝行为导致的原则性错误	重度缺陷		
		（3）病历内容（含首页、眉栏等）记录有缺项，填写不完整	1/ 处		
		（4）病历书写欠规范，存在描述不正确、语句不通顺、有错字和漏字、单位符号书写不规范等	1/ 项		
		（5）使用无电子签名的计算机 Word 文档打印病历	重度缺陷		
		（6）缺入院记录、住院病历，或非执业医师书写入院记录、首次病程录	重度缺陷		
		（7）入院记录、住院病历、首次病程录、出院（死亡）记录等重要记录未在规定时间内完成	5/ 项		
		（8）其他各项记录未按规定时限完成（除外 31 条内容）	2/ 项		
		（9）缺应有医嘱及医嘱开立的检验、检查报告单	2/ 项		
		（10）缺对诊断治疗有重要价值的检验、检查报告单	5/ 项		
		（11）上级医师审签病历不及时签名或漏签名，或缺电子病历打印的纸质病历手工签名	2/ 次		
病案首页		（12）诊断未填写或填写有缺陷，出院次要诊断遗漏或填写有缺陷	2/ 项		
		（13）出院主要诊断选择错误	5		
		（14）药物过敏栏空白或填写错误	2		
		（15）疾病诊断不准确或不完整	2/ 项		
住院病历	病史	（16）主诉记录不完整，不能导致第一诊断	5		
		（17）主诉与现病史不相关、不相符	5		
		（18）现病史中发病情况、主要症状特点及其发展变化、伴随状况、诊治经过及结果等描述不清	2/ 项		
		（19）缺与鉴别诊断有关的阳性或阴性资料	2		
		（20）既往史中缺与主要诊断的相关内容（包括重要脏器疾病史、传染病病史、手术外伤史、输血史、药物过敏史等）	1/ 项		
		（21）个人史、婚育史、月经史、家族史不完整；或遗漏与诊治相关的内容，记录不规范	1/ 项		

续表

项目		缺陷内容	扣分标准（分）	扣分	扣分理由
体格检查		（22）遗漏主要阳性体征或重要脏器体征描述不全	5		
		（23）阳性体征描述不规范或缺有鉴别诊断意义的阴性体征	3		
		（24）缺专科情况记录，专科检查不全面，应有的鉴别诊断体征未记录或记录有缺陷（限需写专科情况的病历）	2		
诊断		（25）诊断不确切，依据不充分	重度缺陷		
		（26）主次排列颠倒，缺初步诊断或入院诊断或修正诊断	2/项		
		（27）其他主要疾病误诊、漏诊	5		
病程记录		（28）首次病程记录缺病例特点、拟诊讨论（入院诊断、诊断依据及鉴别诊断），或诊疗计划空洞无针对性、无主治以上医师审签等	3/项		
		（29）对待诊、待查的病例首次病程记录中缺拟诊讨论（诊断依据及鉴别诊断）	10		
		（30）主治医师或上级医师首次查房记录未在48小时内完成，未对新入院、危重、诊断未明、疗效不佳的患者进行重点检查、分析讨论及审签	重度缺陷		
		（31）科室主任或副主任医师以上人员查房记录未对危重、疑难病例进行病史补充、查体新发现、病情分析、进一步诊疗意见及审签	重度缺陷		
		（32）未按照规定书写各级医师查房记录	3/次		
		（33）缺患者入院后或治疗前、治疗中、出院前病情评估记录	3		
		（34）病情变化时无分析、判断、处理及结果的记录	3/次		
		（35）缺重要检查结果异常的分析及相应处理意见的记录	5		
		（36）缺反映特殊检查（治疗）情况的记录	2		
		（37）缺会诊记录或会诊记录不规范	2		
		（38）缺反映会诊意见执行情况的记录	2		
		（39）缺更改重要医嘱理由的记录	3		
		（40）缺重要治疗措施的记录	3		
		（41）输血治疗病程记录不完整，缺输血适应证、输注成分、血型和数量、输血过程当天观察情况记录及有无输血不良反应记录	5		

续表

项目	缺陷内容	扣分标准（分）	扣分	扣分理由
	（42）已输血病例中缺输血前 9 项检查报告单或化验结果	5		
	（43）缺抢救患者的抢救记录（患者放弃抢救除外）	5		
	（44）抢救记录书写不规范	3		
	（45）缺交（接）班记录、转科记录、阶段小结等，或记录不完整	3/ 项		
	（46）住院 30 天以上病例缺大查房记录、评价分析记录	3		
	（47）确诊困难或疗效不确切的病例无以科室为单位的疑难病例讨论记录；记录无明确的进一步诊疗意见，仅有床位医师和主持者总结发言记录，缺记录者签名及主持者审签	重度缺陷		
	（48）死亡病例无以科室为单位的死亡讨论记录；无死因分析和诊疗过程中的经验教训记录，仅有床位医师和主持者总结发言记录，缺记录者签名及主持者审签	重度缺陷		
	（49）疑难病例讨论记录、死亡病例讨论记录、不完整，缺记录者签名及主持人审签	3/ 项		
	（50）缺有创诊疗操作记录	5/ 项		
	（51）治疗措施不正确或不及时而贻误抢救与治疗	重度缺陷		
	（52）缺慢性消耗性疾病患者临终前的救护记录	5		
	（53）缺传染病疫情报告记录	2		
	（54）缺上级医师同意患者出院的记录	2		
知情同意书	（55）缺特殊检查（治疗）等各类知情同意书或缺患者（被委托人）签名	重度缺陷		
	（56）特殊检查（治疗）、手术等各类知情同意书缺谈话医师签名	5/ 项		
	（57）非患者本人签字的知情同意书，缺患者本人授权委托书，缺患者及被委托人的有效身份证明复印件	重度缺陷		
	（58）患方选择或放弃抢救措施的患者，缺患者（被委托人）签名知情同意的记录	5		
	（59）病危（重）患者无书面病危（重）通知书	5		
	（60）缺医患沟通记录或记录简单、不规范	2/ 次		
	（61）应用特殊药品、耗材等，缺患方签字同意的记录	2/ 项		
	（62）将特殊检查（治疗）等各类知情同意书擅自更改为"志愿书""协议书"等不规范格式；或授权委托书、知情同意书书写不规范（如非患者本人签字未注明签字人与患者关系或条款内容等）	3/ 项		

项目	缺 陷 内 容	扣分标准（分）	扣分	扣分理由
出院/死亡记录	（63）出院记录中遗漏出院诊断或诊断与病案首页不相符	2		
	（64）缺出院（死亡）记录	重度缺陷		
	（65）死亡原因和死亡诊断混淆，填写不规范；出院（死亡）记录不完整、不规范	5		
	（66）记录内容医护描述不一致或检查医嘱与报告单不一致；同级医疗机构检验检查结果互认执行情况记录不规范	2/项		
	（67）医嘱开立和停止时间不明确、医嘱书写及执行记录不规范、缺医师签名、临床路径执行情况记录不规范	2/项		
	（68）其他病历书写缺陷（如页面不整洁、破损，排序有误，报告单粘贴错误、漏页、缺页、打印模糊或不完整等）	2/项		
	（69）病历中出现该标准中未能涉及的其他严重不符合规范者	1～5		

说明：

1. 住院病历质量评定标准包括 7 个部分 69 个条款，每份病历均需逐项全面检查，不得漏项

2. 住院病历质量评定分为甲级、乙级、丙级（即不合格病历）

（1）每份病历扣分≤ 15 分为轻度缺陷，等同为甲级病历；扣分达 16～30 分为中度缺陷，等同为乙级病历；扣分≥ 31 分为重度缺陷，等同为丙级病历（即不合格病历）

（2）住院病历质量评定标准中列出了 18 项病历质量重度缺陷，每份病历发生任何一项，则该份病历即为重度缺陷病历（即不合格病历）

表 3-2　临床科室医疗质量考核细则

考核评分项目		分值	考核内容	考核检查方法	扣分原因	得分
医疗质量管理		10	具有由主任、护士长、质控员组成的质控小组（不少于 3 人），每月 1 次医疗质量自查（医疗规章、工作质量、医疗安全）；自查结果有记录、对存在问题有改进措施和意见	抽查 2 名科室质控小组成员（介绍质量自查情况）；查质控手册、科室主任手册；无质控组织扣 3 分；未开展工作扣 3 分；无记录扣 2 分/本		
医疗规章制度	三级医师查房制度	5	管床医师每日上、下午各查房 1 次；主治医师 1 次/日查房；（副）主任医师查房 1 次/周；疑难、危重患者必须有科室主任或副主任医师以上人员的查房。对新入院患者 2 日内（危重患者 24 小时内）必须有 1 次上级医师查房	询问在院病人 5 人，未按时查房，1 次扣 1 分，入院 2 日内无上级医师查房扣 3 分；抽查 5 份住院病历，未按时完成首次病程或入院记录或病程记录 1 份扣 3 分；病程记录不确切或不规范 1 处扣 1 分，上级医师无签字 1 处扣 1 分		

考核评分项目		分值	考核内容	考核检查方法	扣分原因	得分
医疗规章制度	会诊制度	5	急会诊在 10 分钟内到位，普通会诊在 24 小时内到位；急会诊可由值班医师先行现场处理，同时上报本科室二线值班医师，后续处理由二线医师负责指导执行；会诊医师应认真填写会诊意见（包括临床情况、诊断意见、处理措施及相关诊疗建议等内容）；会诊意见的执行情况应由管床医师或值班医师在病程记录中如实反映	现场模拟呼叫，1 次不到位扣 2 分，发现 1 人不及时扣 2 分；会诊项目填写不全、病历摘要简单、缺项等每次扣 1 分；会诊意见未在病程记录中如实反映扣 2 分		
	疑难病例讨论制度	10	普通患者入院 1 周、危重患者入院 3 日内不能确诊或疗效不确切的病例，应及时组织讨论，并有讨论记录，讨论记录应符合规范	查入院 10 日内病例或危重病例 2 例，查疑难病例讨论记录本，发现 1 例未做到扣 4 分，记录不及时每例扣 2 分，记录不规范每例扣 2 分		
	依法执业	5	见习医生在上级医师指导下开展工作，书写的医疗文书必须有上级医师签字	抽查运行病历 10 份，发现 1 例扣 1 分，扣完即止		
	死亡病例讨论	5	住院患者死亡后 1 周内完成，由科室主任或副主任以上职称的医师主持，相关医务人员参加，内容包括：诊断、死因分析、抢救措施意见、经验教训及本病国内外诊治进展等。参加者发表意见，主持人小结，记录人签名，主持人对记录审阅并签名	查阅科室死亡病历及死亡讨论记录本，发现未讨论本条不得分；已经讨论，但死亡讨论记录本未记录扣 2 分 / 次，记录不规范扣 1 分 / 次		
医疗规章制度	不良事件报告制度	5	发生医疗不良事件应要求报告，Ⅰ级、Ⅱ级不良事件为强制报告且及时报告；Ⅲ级、Ⅳ级不良事件为鼓励报告且要在 24 小时内完成，报告表在 48 小时上报。科室应有登记并积极处理。有创操作、约束等需签署知情同意书	Ⅰ级、Ⅱ级医疗不良事件不报或超时报告本条不得分；Ⅲ级、Ⅳ级不良事件不报告或超时报告扣 1 分 / 例次；有创操作、约束等不签署知情同意书，本条不得分		

考核评分项目	分值	考核内容	考核检查方法	扣分原因	得分
病历管理制度	15	运行病历：首次病程记录在患者入院 8 小时内完成，入院记录 24 小时内完成，病程记录按时书写、打印并签字（新入院、新转入患者病历连续记录 3 日病程记录；病危患者根据病情变化随时记录病程危重、特殊患者的病历每日至少 1 次病程，专科），长期及临时医嘱应及时打印并签字，出院病历 3 日内及时归档。归档病历：甲级病历率达 90%，无丙级病历	抽查运行病历 5 份，发现不符合要求，每份病历扣分 3 分；抽查归档病历 5 份，乙级病历每份扣 3 分，丙级病历本条不得分		
交接班	5	管床医师下班前将危重患者病情及处理情况等事项记入交班记录本；值班医师按要求对新入院、危重和夜间有处置或病情变化的患者进行交班，危重患者床头交班	早交班会迟到扣 1 分/人，缺席扣 2 分/人；交班记录有空白，本条不得分		
医疗指标	2	药占比≤ 25%	每超 1% 扣 0.5 分		
	4	治愈好转率≥ 85%	不达标不得分		
	4	抢救成功率≥ 80%	不达标不得分		
业务培训学习	5	科室建立科室主任为组长的培训小组，制订培训计划，建立培训考核登记本；科室每月组织 1 次业务学习，单位每半年组织 1 期三基三严考试，合格率 100%（含补考）	无管理组织扣 3 分，无记录扣 2 分，无培训计划及登记本扣 3 分；业务学习缺 1 次扣 2 分，三基三严未考核扣 3 分		
院感控制	20	严格执行院内感染各项规章制度	依据院感检查情况评分		
合计	100				

表 3-3　医技科室医疗质量考核细则

考核评分项目	分值	考核内容	考核检查方法	扣分
医疗质量组织与管理	6	科内有主任、班（组）长、质控员组成的质控小组（不少于 3 人），每月 1 次医疗质量自查（医疗规章、工作质量、医疗安全）；自查结果有记录，对存在问题有改进措施和意见	提问质控小组成员 2 人：介绍质量自查情况；查质控手册、科主任手册；无组织扣 3 分；未开展工作扣 3 分；无记录每本手册扣 2 分	

续表

考核评分项目		分值	考核内容	考核检查方法	扣分
技术操作规范		10	有完善的各项操作规程、常规，并严格执行	无书面检查操作规程、常规，每项扣2分，抽查4项操作，每违规操作1项扣2分	
仪器使用、保养工作		5	按要求做好仪器使用、维护和保养，并有记录	查记录，无记录不得分，记录不全每次扣1分，仪器处于临用状态，有1台仪器不处于临用状态扣2分	
报告质量	值班交接班制度	10	值班人员在位在岗，不得擅离工作岗位，完成本班的各项医疗工作，做好交接班记录，并严格交接班	现场抽查，脱岗一人一次扣2分，未履行职责一人一次扣2分	
	医疗不良事件报告	7	发生医疗不良事件应按要求报告，Ⅰ级、Ⅱ级不良事件为强制报告且及时报告；Ⅲ级、Ⅳ级不良事件为鼓励报告且要在24小时内完成，报告表在48小时上报。科室应有登记并积极处理	Ⅰ级、Ⅱ级医疗不良事件不报或超时报告本条不得分；Ⅲ级、Ⅳ级不良事件不报或超时报告扣1分/例次；有创操作、约束等不签署知情同意书，本条不得分	
与临床的沟通协调		6	每月主动与临床科室沟通至少1次，收集反馈意见，积极解决问题，并提出改进措施。各种检验检查均有登记，资料（申请单、报告单等）保管完好，便于查询	查记录资料和到临床科室核实，无资料不得分，工作不到位扣1分/次	
检验检查资料管理		5	各种检验检查均有登记，资料（申请单、报告单、图片等）保存完好，便于查询	查登记本，无登记不得分，登记不全扣1分，资料丢失每份扣1分	
报告及时性		5	常规检验、心电图、超声影像常规检查项目自检查开始至出具结果≤30分钟	现场抽查检验、心电图、B超常规检查者各2例，以上检查项目，发现1例超时报告结果的扣1分	
报告审核签发		5	报告单须由具有报告权的医师（检验师）签发（检验报告单须有双核双签），报告单须有手写签名清晰易辨认	抽查报告单，凡发现由无报告权医师（检验师）签发报告不得分，不符合要求扣2分/份	
报告准确率		6	检验结果要准确可靠，误差在实验允许范围内，对可疑或异常结果要主动与临床联系并进行复查后才可发报告，避免前后结果误差较大。结果在实验允许范围内与标本符合率≥95%，检验报告合格率100%。其他医技科室考核：检查报告书写（或打印）规范，清晰，诊断明确，无漏诊、误诊	根据临床和患者投诉，超过允许范围扣1分/份异常结果与临床明显不符或未经临床处置相近两次结果差异较大，扣1分/分；抽查报告，不符合要求扣1分/份，误诊、漏诊不得分	

续表

考核评分项目		分值	考核内容	考核检查方法	扣分
报告发送		5	报告单分科准确，按规定时间送达相关科室，并有签收手续	根据科室反馈，不定期抽查，每送错 1 张扣 1 分，无签收手续不得分	
业务指标	检查人次	5	按核定的指标完成，或业务量同比增长≥ 20%	不达标不得分	
业务学习培训		5	科室建立科室主任为组长的培训小组，制订培训计划，建立培训考核登记本；科室每月组织 1 次业务学习，单位每半年组织一次三基三严考试，合格率 100%（含补考）	无管理组织扣 3 分，无记录扣 2 分，无培训计划及登记本扣 3 分；业务学习缺 1 次扣 2 分，三基三严未考核扣 3 分	
院感控制		20	严格执行院内感染各项规章制度	依据院感检查情况评分	
合计		100			

表 3-4　康复质量控制考核表

序号	质控内容	质控标准	得分	扣分
1	康复评定	有初评、中评、末评	10	没有初评扣 4 分 没有中评和末评各扣 3 分
2	康复目标	应有近期目标和远期目标	10	缺少 1 项扣 5 分
3	康复治疗方案	应包括物理治疗、作业治疗、言语治疗、吞咽治疗等。	10	没有治疗方案扣 10 分 治疗方案不完整扣 5 分
4	康复有效率	有效率达到 95%	10	90% ～ 95% 扣 2 分 80% ～ 90% 扣 5 分 80% 以下扣 10 分
5	康复收费标准	严格按照国家康复收费标准执行	10	未执行国家康复收费标准扣 10 分 收费部分不合理扣 5 分
6	康复矫形器的使用	有辅助器具需求者需要及时佩戴辅助器具	10	有需求未及时佩戴扣 10 分 佩戴不符合标准扣 5 分
7	功能诊断明确	根据功能障碍确定相应的功能诊断	10	没有扣 10 分 功能诊断不全扣 5 分
8	康复治疗项目与功能诊断是否符合	治疗收费应与功能诊断符合	10	1 项不符合扣 5 分，扣完为止
9	患者满意度	达 95% 以上	10	每降低 1% 扣 1 分
10	是否有投诉	要求全年无投诉	10	发生一次扣 10 分
合计	共 100 分			

（彭齐林　李　佟）

第4章

护理院护理质量管理

第一节 概 述

一、定义

（一）护理质量

护理质量是指护理人员为患者提供护理技术和生活服务效果的优劣程度,即护理效果的高低。

（二）护理质量管理

护理质量管理即要求各级护理人员层层负责，用现代科学管理方法，建立完整的质量管理体系，满足以患者为中心的护理要求，保证质量的服务过程和工作过程。

（三）护理安全

护理安全指护理人员在执业过程中不发生允许范围与限度以外的不良因素的影响和损害。

（四）护理安全管理

护理安全管理指在实施护理全过程中，患者不发生法律或法定规章制度允许范围以外的心理、机体结构或功能上损害、障碍、缺陷或死亡的规范管理。

二、护理质量管理的内容

护理质量管理包括护理质控组织、规章制度、基础管理质量（基础护理质量、病房管理质量、护理文件书写质量、消毒隔离质量、急救药品质量）、护理安全质量、护理服务质量、护理技术质量、护理教育等。

（一）护理质量管理目标

1. 一人一用一灭菌执行率 100%（合格分 100 分）。

2. 常规器械消毒灭菌合格率 100%（合格分 100 分）。

3. 一次性注射器、输液（血）器用后统一回收率 100%（合格分 100 分）。

4. 护理人员专业理论及技能考核合格率 ≥ 95%（合格分 80 分）。

5. 满意度调查护理工作满意率 ≥ 90%。

6. 护理文件书写合格率 ≥ 90%（合格分 80 分）。

7. 急救物品完好率 100%（合格分 100 分）。

8. 病房管理合格率 ≥ 90%（合格分 85 分）。

9. 健康宣教覆盖率 100%（合格分 95 分）。

10. 基础护理合格率 ≥ 90%（合格分 85 分）。

11. 危重症护理合格率 ≥ 95%（合格分 85 分）。

12. 年压疮发生次数 0（难免性压疮除外）。

13. 每 100 张病床一级护理缺陷发生率 < 1%。

14. 零事故发生率。

（二）护理基础质量管理

1. **病房管理**　包括患者住院、探视与陪护、膳食调配、院感防控、消毒隔离、物资装备、医疗护理技术、工作人员的工作组织及病房环境等管理内容。

（1）人员管理：每一个病房至少配有 1 名安全责任人，有 24 小时值班排班表，分工明确，并有突发事件人员分工应急预案。护士长每天对护理院人员工作进行检查，同时定期对护理人员进行业务学习和培训，每月进行考核汇总，并计入绩效工资考核中。

（2）服务对象管理：护理人员要及时向入住老人介绍入住规则，协助老人熟悉环境，通过每天的医疗护理查房，了解入住老人的健康状况，并保证定期巡视老年人，及时发现问题。同时，入住老人必须遵守护理院的规章制度，不能擅自离开护理院，如是家人陪同离开护理区时，要询问离开的目的和时间，保证电话通畅，方便联系。

（3）物品、器材、药品管理

1）物品管理：病房内的物品要有目录清单，要有物品管理规章制度，护士长是主要负责人，每月必须清点一次，保证物品摆放整齐，有计划领取，不积压、不浪费、不丢失、不损坏。

2）器材管理：医疗器械及仪器设备有专人保管，每一台设备贴有标签，标明负责人，标识清晰，并附有使用说明书，仪器设备定期检查维护，并有保养维修记录。

3）药品管理：急救药品必须放在抢救室，高危药品必须放在危险品安全柜，做到每班清点，普通药品登记管理，并有固定数量和位置，有标记、有账目清单，病房内常备药和特殊药品要分开并有专人保管，有完善的发放药品查对制度，发放药品严格执行"三查七对"制度，保证发放药品准确无误。

（4）环境管理：医疗区域、生活区域、老人房间布置、设备、医疗设施、床位和室内物品用具等规范化管理，即统一规格、统一陈设、统一设置和安排，保证环境舒适、清洁、温馨、安全。

2. **护理技术管理**　内容包括：护理质量标准、技术操作规程，疾病护理常规，各项规章制度，新业务、新技术的管理方法和防止交叉感染的措施，以及护理资料档案管理等，护理部通过每天的总值班巡视，抽查护理技术操作规范执行情况，纳入月绩效考核中。

每年的院级新技术、新知识培训不得少于 2 次。

3. **规章制度执行**

（1）要有明确的岗位职责与工作制度，并作为新职工入院培训的重要内容之一，根据护理职称高低不同，承担各自的岗位职责，严格执行护理规章制度，制定奖惩条例，并通过每日、每周、每月的不定期抽查，考核制度执行落实情况，纳入绩效考核中。

（2）有完善的基础护理操作规程，重要的护理操作要以流程图的方式，张贴在显要位置，便于规范执行。

4. 护理文书书写　包括在院病历及出院病历各种文书书写要符合规范，并与医疗医嘱相匹配，不得有漏项，护士长每天要进行检查，护理部定期抽查，发现 1 个漏项或错误扣 1 分。

（三）护理评估管理

1. 日常生活活动能力评估　通常采用 Bathel Index 评定量表，每位入住老人必须在入院时进行日常生活活动能力评定，确定其生活依赖程度，指出存在的风险隐患，并有阶段评估。

2. 精神状态与社会参与能力评估　采用生活独立量表（FIM）进行评估，通过评估决定入住老人作业活动参与的范围，便于制订个体的作业活动方案。

3. 自助需求能力评估　包含意识水平、视力（若平日戴老花镜或近视镜，应在佩戴眼镜的情况下评估）、听力（若平时佩戴助听器，应在佩戴助听器的情况下评估）、沟通交流（包括非语言沟通）等，根据需求配备自助具。

4. 老年风险评估　包含跌倒（30 天内）、谵妄（30 天内）、慢性疼痛、老年帕金森综合征、抑郁症、晕厥（30 天内）、多重用药、痴呆、失眠症、尿失禁、压力性损伤等，如存在风险，必须制定相应的个体应急预案。

5. 护理需求等级评估　入院后必须评估老年人是轻度失能、中度失能、重度失能，以及是否患有失智症，从而决定护理级别。

6. 评估要求

（1）评估人员应当经过省级护理服务需求评估专业培训，并考核合格的人员（包括医师、护士等医务人员）担任。每次至少由 2 名评估人员（至少有 1 名医师）共同完成评估。

（2）对拟提供护理服务的 60 周岁及 60 周岁以上老年人进行评估，原则上，评估结果有效期为 6 个月，在评估结果有效期内，如老年人身体、能力、疾病状况发生变化，或者有效期满，应当及时进行重新评估。

（四）培训与教学

1. 新入职护士岗前培训　入职前必须对每一位护理人员进行培训，必须熟练掌握基础护理操作规范流程，培训后通过考核，合格后方可上岗，一般培训时间 2 ～ 4 周，培训内容和要求见表 4-1。

表 4-1　新入职护士理论与实践能力培训内容及要求

项目	内容		要求
基础培训（基本理论知识及常见临床护理操作技术培训）	基本理论知识	法律法规	护理院可根据实际，进行具体安排
		规范标准	
		规章制度	
		安全管理	
		护理文书	
		沟通技巧	
		医学人文	
		职业素养	
	常用临床护理操作技术		

2. 带教老师培训　新入职护理人员，必须由高年资、护理经验丰富的指导老师带教，并有带教大纲，带教老师每周至少进行 1 次专业知识授课，通过每日的带教，发现并纠正护理人员操作中存在的问题，带教时间以护理人员是否能独立执行护理操作规范为准。带教老师培训时间为 2 周，培训的具体内容见表 4-2。

表 4-2　护理管理者培训内容及要求

阶段	内容	要求
第一阶段	成为管理者的准备	护理院可以根据实际情况进行理论授课、讨论、角色扮演等
	管理者的良好习惯养成	
	沟通技巧与病患处理技巧	
	压力与时间管理	
	情境领导	
	建立高效护理团队	
第二阶段	演讲与汇报技巧	设置场景进行汇报或者演讲
	服务管理	
	质量管理	

3. 继续教育　每位护理人员每年必须参加继续教育培训，并满足Ⅰ类学分及Ⅱ类学分的标准，鼓励在职学习，提高学历，获得学位后要给予适当的奖励。

（五）科室质量控制

1. 科室要有质控小组：包括病区管理小组、医疗质量管理小组、医疗护理质量管理小组、生活照料质量管理小组，每组成员包括一名医生、一名护士，由不同医护工责任小组的成员组成，科室领导每周组织质控小组检查各医护工责任小组的工作质量，并将检查结果记录在案，纳入科室绩效管理考核。

2. 有完善的岗位职责、工作制度、技术操作规范及应急预案。

3. 定期组织科室护理人员学习护理常规、操作规程等，一般至少 1 次 / 月。

4. 每位成员每周按监控范围对本科室护理质量进行考评 1 次，并做好记录，把存在的问题通知责任人及时进行整改，同时向护士长汇报，评价改进情况。

5. 每月召开小组会议，总结 1 个月质控检查中发现的护理问题及发生问题的原因和整改措施是否有效，对改进情况进行评价。

6. 每月向护理部报告本科室护理质量监控结果。

（六）院级护理质控

1. 帮助科室成立质控小组，建立健全规章制度及岗位职责。

2. 医务科、护理部按绩效管理考核标准对科室每月进行医疗、护理质量检查，并在平时对各医护工责任小组工作进行检查，检查结果全部纳入科室绩效管理考核。

3. 院办公室每季度组织一次家属座谈会，参加人员有院部、医务科、护理部、后勤和患者家属代表，知晓服务的满意度，完善服务流程与措施。

4.院护理质控委员会对科室质控加强监督，至少1次/季。

（七）质量控制与持续改进办法

1.护理部将日常督查与月检查相结合，坚持每周1～2次深入病房督查，特别是重危、特殊老年人的护理工作落实情况，对发现的各类隐患及时纠正，现场处理，并有针对性地提出有效、可行的防范措施。每周进行单项重点质量检查，每月组织一次全面质量检查，对存在的问题进行登记，提出整改措施，限期整改，并随时下科室督查落实整改情况。

2.各科室质控员根据护理质量标准，每周1～2次对分管的护理项目进行自查，发现问题及时纠正，并与护士长联系，分析原因，提出改进意见。

3.各科护士长根据工作要求，每日有重点地检查，有目的地跟班检查，把好医嘱关、查对关、交接关、特殊检查诊疗关、基础护理、危重老年人护理关、护理记录关、健康教育实施关，对发现的问题进行登记，及时反馈当事人立即整改。

4.护理部每月在护士长会上汇报、讲评当月质控结果，指出在检查中发现的问题，以供借鉴，对共性问题制定可行的改进措施。

5.护理部每月将日常督查及月检查结果进行分析汇总，量化评分，报送护理院质控科予以奖惩。

（八）护理安全管理

1.有完善的护理突发事件及意外事件的应急预案，并定期进行抽查演练，至少每两个月1次。

2.安全知识宣教。入住老年人及其家属必须进行安全宣教，严格执行护理院各项规章制度，可以配合播放警示片教育，增强患者及其家属的安全意识。

3.每月进行安全隐患排查，及时发现安全隐患。

4.每位入住老年人必须签署入住协议，并有监护人签字。

（九）安宁疗护管理

1.建立健全规章制度

（1）安宁疗护质控组织：主管领导为小组负责人，成员包括护理部、科室领导及骨干，一般由3～4人组成，科室负责人直接负责日常质量管理和控制，一般15日需要修改护理评估，并定期组织质量评价，及时发现问题，提出改进意见，对评价结果进行分析并提出持续改进措施。不断充实完善安宁疗护护理质量标准。

（2）建立安宁疗护各级岗位职责与各项规章制度，日常工作中发现质量问题逐级报告的机制，出现较多或明显的质量问题时，应当及时组织集体分析研究、协调解决。

（3）建立健全安宁疗护常用的相关技术规范和标准，严格执行诊疗护理相关指南和技术操作规程，体现人文关怀。

（4）建立服务对象登记及医疗文书管理制度，医疗文书书写及管理应当符合国家有关规定。

2.安宁疗护对象

（1）必须施行实名制管理。

（2）心理疏导是日常护理的重要内容之一，新入住的对象必须进行相关的宣教，每周组织一次观看宣教片，帮助服务对象树立健康的死亡观。

（3）必须签署沟通协议书、护理计划同意书，老年人及其家属必须签署同意放弃创伤性的急救和心肺复苏同意书，并在24小时内完成，避免发生不必要的纠纷。

（4）安宁疗护期间不进行重症监护，原则上不使用蛋白、氨基酸及血制品等。

（5）疼痛的控制及老年人的特殊喜好，能尽可能满足，如特别想吸烟或饮酒，只要不过分，尽量满足老年人的临终需求。

（6）充分尊重老年人及其家属的愿望，如求生欲望很强，则需要继续医疗，不可进行安宁疗护。

（7）按照规定对服务对象及家属进行告知，加强沟通，维护患者合法权益，保护患者隐私。

3. 安宁病房物品管理　安宁疗护病房的配置必须满足服务对象的日常需求，要有物品清单，于服务对象入住时确认清单，并且每天清点，发现服务设备或物品损坏，要及时修理或更换。服务对象离开时清点，如有人为损害、丢失需要赔偿。

4. 感染防控与安全管理

（1）严格执行护理院感染预防与控制规章制度，科学设置工作流程，降低安宁疗护期间感染的风险。

（2）建筑布局遵循环境卫生学和感染控制的原则，达到布局合理、分区明确、洁污分开、标识清楚等基本要求。

（3）按照《护理院感染管理办法》，严格执行医疗器械、器具的消毒技术规范。

（4）医务人员的手卫生应当遵循《医务人员手卫生规范》。

（5）按照《医疗废物管理条例》及有关规定对医疗废物进行分类和处理。

（6）加强服务对象安全管理，消除潜在危险源，降低风险水平。

（7）严格执行查对制度，正确识别入住老人身份。

5. 人员培训　从事安宁疗护的医生、护士及护工必须进行岗前培训，了解安宁疗护的相关知识。

6. 安全管理

（1）严格执行麻醉药品、精神药品等特殊管理药品的使用与管理规定，保障用药安全。

（2）加强对有跌倒、坠床、自杀、压疮等风险的高危患者的评估，建立跌倒、坠床、自杀、压疮等报告制度、处理预案等，防范并减少患者意外伤害。

（3）按照国家有关法规加强消防安全管理。

第二节　护理质量控制组织架构与考核方法

一、护理质量控制组织架构

（一）护理院护理质量管理委员会

护理院护理质量管理委员会由分管院长、护理部主任等组成，实行二级质控管理模式，即护理院护理质量监控小组和科室护理质量监控小组，组织架构如图 4-1。

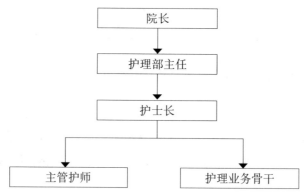

图 4-1　护理质量控制组织架构

（二）护理质量控制组织职责

1. 护理院护理质量管理委员会职责

（1）在分管院长的领导下，根据《护理管理规范》要求，结合实际，制定和修改护理质量指标，建立质量控制组织，确立质量控制方法，确定护理质量持续改进。

（2）不断完善临床护理工作的各项考核标准及质量控制标准，建立科学、有效的护理质量评价体系。

（3）定期对全院护理质量进行检查，严格掌握质量标准，正确评价护理工作，认真总结并量化检查结果，对存在的问题进行分析研究，提出针对性改进措施，在全院护士长会议上进行讲评，督促落实。

（4）对临床护理设施及设备的更新提出建议。

（5）对护理缺陷进行分析、讨论、鉴定，提交处理意见。

（6）每月底向护理院质控办提交全程护理质量考核结果。

2. 科室质量控制小组职责

（1）按照全院《护理质量控制与持续方案》结合科室实际，制定可操作性强的科内质控方案。

（2）定期组织科室护理人员学习护理常规、操作规程等，强化质量意识和安全意识。

（3）严格执行各项护理工作程序。

（4）按护理质量标准及考核评分办法，每位成员每周按监控范围对本科室护理质量进行考评 1 次，并做好记录，把存在的问题通知责任人及时进行整改，同时向护士长汇报，评价改进情况。

（5）每月召开小组会议，总结 1 个月质控检查中发现的护理问题及发生问题的原因和整改措施是否有效，对改进情况进行评价。

（6）每月向护理部报告本科室护理质量监控结果。

二、护理质量考核方法

（一）护理质量考核流程

护理质量考核流程见图 4-2。

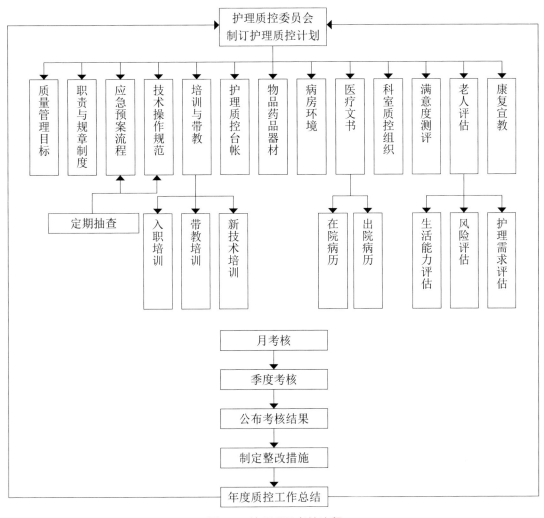

图 4-2　护理质量考核流程

（二）考核方法

护理质量考核标准包含基础护理质量检查标准及考核评分（表 4-3），病房质量检查及考核标准评分（表 4-4），护理文件质量检查标准及考核评分（表 4-5），消毒隔离质量检查标准及考核评分（表 4-6），急救物品、药品、仪器质量检查标准考核评分（表 4-7）、护理安全管理检查标准及考核评分（表 4-8）、护理日常查房内容及考核评分（表 4-9）。

表 4-3　基础护理质量检查标准及考核评分

主要内容	标准考核细则	标准分	扣分项目及原因	得分
基础护理质量	1. 按要求做好晨间护理（推护理车执行）（2分） 2. 痴呆、精神异常老年人衣物要有标识（做记号或标识卡）（4分） 3. 意识不清及躁动老年人要有防范措施,床头有安全标识(4分) 4. 老年人卧位舒适、安全、符合护理要求。肢体处于功能位(4分)			

主要内容	标准考核细则	标准分	扣分项目及原因	得分
	5. 指导护理员做到三短［头发、指（趾）甲、胡须］、六洁［口腔、头发、手足、会阴、肛门、皮肤］。预防各类并发症的发生（10分） 6. 各类导管妥善固定，在位通畅，按时更换，局部保持清洁干燥（4分） 7. 吸氧老年人有开始、停止时间记录，按时更换湿化瓶及吸氧管（4分） 8. 对于有发生压力性损伤风险的老年人要有防范措施（抽查责任护士具体措施）（4分） 9. 输液、膀胱灌注、鼻饲老年人分别要有输液巡视卡、膀胱冲洗卡、鼻饲卡，均按规定记录，标识醒目（3分） 10. 药物过敏的老年人，在相应地方有标识（病历夹、体温单、床头牌、入评单、病员一览表）（5分） 11. 按时要求填写护理巡视单、发药到床头，检查服药到口、安眠及精神药品喂药到口（3分） 12. 检验标本及时送检（3分）			
病房、床单元质量	1. 病房整洁、空气清新无异味，温度适宜（空调开放温度不超过25℃，定时开关）（5分） 2. 床单元清洁干燥、平整，无污渍、血迹（5分） 3. 床下分类放置、物品摆放有序（5分） 4. 护理级别与实际相符，床头护理级别、饮食标记正确（5分） 5. 物品按规定摆放，床垫上按需铺有中单（5分）	25		
技术质量	1. 按照分级护理要求，巡视病房，观察老人的病情变化（8分） 2. 静脉输液时，携带输液巡视卡执行操作（杜绝先输液后挂卡）（6分） 3. 需要约束的老年人，护士按照约束规范执行，并护理员指导工作（6分） 4. 静脉输液等操作时注意保护老年人的隐私（5分）	25		

表4-4　病房质量检查标准及考核评分

主要内容	标准考核细则	标准分	扣分项目及原因
病区管理质量	1. 护士长工作有计划，台账按要求及时完整记录（6分） 2. 护理质量检查、业务学习每月定期真实检查、学习有记录（4分） 3. 发生护理不良事件要及时填写报告表上报护理部，科内有不良事件讨论记录（6分） 4. 陪护椅定位放置，陪护人员有登记制度（4分） 5. 节约水电，空调开放时杜绝开门窗（6分） 6. 病区内建立质量控制小组，定期开展质量检查，做到公平、公开原则（2分） 7. 医疗设备配备齐全，处于功能状态，做好监测登记（2分）	30	

续表

主要内容	标准考核细则	标准分	扣分项目及原因
护士行为规范（礼仪及规章制度）	1. 着装规范、仪表端庄、挂牌上岗（2分） 2. 做到四轻：说话轻、操作轻、开关门轻、走路轻（4分） 3. 态度和蔼、礼貌待人、热情服务、耐心答询（4分） 4. 关注老年人的心理健康，做好老人的心理护理，保护老人的隐私（4分） 5. 新入院及出院老年人值班护士要热情迎送（4分） 6. 协助护理员开饭（2分）	20	
环境质量	1. 病区安静整洁，家属、护士管理井然有序（4分） 2. 护士站环境整洁，物品规范放置，时间正确（6分） 3. 厕所清洁无异味，地面无积水，所有把手干净无积灰；病区所有垃圾桶每天清理（4分） 4. 库房内物品按序放置，被服清点每月1次，有记录（3分） 5. 医护办公室清洁整齐，物品定位放置（3分） 6. 活动室物品定位摆放，适于老年人安全活动（4分） 7. 处置室清洁整齐，物品定位放置，各类垃圾桶管理符合要求，地面干燥无积水（4分） 8. 配餐间微波炉保持清洁状态（2分）	30	
治疗室质量管理	1. 治疗室内物品按规定放置，不可私自挪位，治疗盘呈备用状态（5分） 2. 冰箱内禁放非医疗物品，药品需注明床号、姓名，在有效期内分类放置，冰箱定期除霜，每班监测温度有记录（5分） 3. 药品专人管理、账物相符，按类放置（内服与外用、针剂与口服）；贵重药及精神类药物专人专柜加锁管理，班班清点交接，护士长每月检查并记录（10分）	20	

表 4-5　护理文件质量检查标准及考核评分

主要内容	标准考核细则	标准分	扣分项目及原因
体温单	1. 楣栏填写完整、正确（3分） 2. 绘制体温方法正确：物理降温后有标识；大便、保留导尿、灌肠有标识，血压、体重、出入量记录规范（6分） 3. 皮试要有记录（3分） 4. 点线连接整齐正确，卷面清洁（3分）	15	
交班本	1. 楣栏填写完整、正确、无错别字（3分） 2. 页面整洁，签名符合要求（实习护士有带教老师签名）（3分） 3. 交班书写顺序：死亡、出院、转出、新入、转入、病危、病重（3分） 4. 书写内容要突出重点问题及措施（6分）	15	

主要内容	标准考核细则	标准分	扣分项目及原因
护理记录单	1. 楣栏填写完整，书写符合规范，诊断与医疗诊断一致（5分） 2. 病情记录及时、准确，观察内容与疾病相符，重点突出，特殊治疗护理要有体现（8分） 3. 语句通畅，护理问题正确，措施恰当，效果评价及时，突出病情（5分） 4. 护士长修正后红笔签全名（2分） 5. 出入量记录及时、正确（5分） 6. 护理记录无涂改，字迹清楚，签名符合要求（3分） 7. 抢救记录需要在6小时内完成（2分）	30	
入院评估单	1. 记录2小时内完成（2分） 2. 评估符合老年人实际情况（5分） 3. 24小时内护士长审核并签名（2分） 4. 填写符合要求，无漏项（2分） 5. 缺牙有缺牙的标识，义齿：全义齿即写全部、部分义齿用"十"字分四象限表示（4分）	15	
医嘱单	1. 楣栏页码填写完整、正确（3分） 2. 医嘱单签名按照病例书写规范要求执行（2分） 3. 书写无涂改，字迹清楚（3分） 4. 医嘱执行无漏项（2分）	10	
护理计划单	1. 护理计划单在24小时内完成（2分） 2. 护理问题明确，有针对性护理措施，评价真实、及时（8分） 3. 运用医学术语描述，书写格式规范，无涂改（3分） 4. 实习护士要有带教老师签名（2分）	15	

表 4-6 消毒隔离质量检查标准及考核评分

主要内容	标准考核细则	标准分	扣分项目及原因
基本管理要求	1. 建立各级感染管理小组，开展感染管理各项工作（2分） 2. 按无菌技术操作原则执行护理工作（3分） 3. 严格执行一人一针一带制度；无菌物品开启后注明开启时间、用途、按规定使用（4分） 4. 所有台面及把手每日要求用含氯消毒液擦拭，每次治疗后清理台面（2分） 5. 戴帽子、口罩，手卫生设施齐全；护士掌握七步洗手法及手卫生指征，操作中严格执行手卫生（4分） 6. 有多重耐药菌感染预防及控制制度，有多重耐药菌的预防措施，护士知晓措施并落实到位（3分） 7. 护士掌握各种消毒方法，消毒浓度及配制方法（2分）	20	

续表

主要内容	标准考核细则	标准分	扣分项目及原因
治疗室消毒隔离要求	1. 无菌物品与非无菌物品要分开放置；物品名称醒目；实行效期管理（4 分） 2. 无菌物品存放符合要求，离地面 ≥ 20cm，离天花板 ≥ 50cm，离墙 ≥ 5cm 储存，在有效期内，无过期现象（3 分） 3. 各种物品消毒、灭菌、放置符合要求（3 分） 4. 消毒液配制、更换符合要求，按照消毒物品的分类配制，每日更换消毒液体，每日更换监测，有记录（4 分） 5. 浸泡体温表、压脉带容器保持清洁，已消毒的体温表、压脉带分类放置（4 分） 6. 治疗室每日消毒 1 次，每次 1 小时，有记录（4 分） 7. 一次性输液器、注射器、针尖等按规定一次性使用，使用后丢弃至利器盒内（4 分） 8. 血压计、袖带、听诊器每周清洁消毒 1 次，若被污染后先清洗，再用含氯消毒剂擦拭（4 分） 9. 各种治疗车每日用清水擦拭，有污染时用含氯制剂擦拭消毒（3 分）	30	
病房、处置室消毒隔离质量要求	1. 氧气湿化瓶及内装液体每日更换、氧气管、引流袋按规定更换，吸引器清洗干净，班班交接（4 分） 2. 洁具浸泡消毒每周 1 次，每天清洗，保持干净（3 分） 3. 病床、床头柜每日清水擦拭，床单元终末处理及时（4 分） 4. 处置室清洁无异味，医疗垃圾分类放置，加盖管理（3 分） 5. 病房每天开窗通风 2 次，每次 30 分钟，及时记录（4 分） 6. 大小便标本按规定用标本送检盒送检（3 分） 7. 多重耐药菌感染者的环境物品按特殊感染要求处理（3 分） 8. 地面湿式清扫，保持清洁；当有少量血迹、体液及排泄物等污染时，应即时以含有效氯 500mg/L 的消毒剂覆盖 30 分钟，再清理干净，大量污染物污染时应先清理再消毒（3 分） 9. 不同区域应分别设置专用拖布，标记明确，集中清洗，消毒（4 分） 10. 桌椅、门窗、走廊扶手、水池、水龙头每日清水擦拭，有污染时用含有效氯 500mg/L 的消毒剂擦拭（4 分）	35	
废物管理要求	1. 医疗废物放于黄色垃圾袋内（2 分） 2. 使用后的注射器、输液皮条等医疗废物处理后放入黄色垃圾袋，具有生物毒性或化学毒性的置入有盖垃圾桶（3 分） 3. 各种针头、缝合针、刀片、玻璃安瓿等损伤性废物放入黄色利器盒内（2 分） 4. 生活垃圾放入黑色垃圾袋内（2 分） 5. 传染病患者或者疑似传染病患者产生的生活垃圾作为感染性废物处理，产生的医疗废物均使用双层黄色垃圾袋收集，并及时密封（3 分） 6. 医疗废物每日清理，容器使用 < 3/4，有交接记录（3 分）	15	

表 4-7　急救物品、药品、仪器质量检查标准及考核评分

主要内容	标准考核细则	标准分	扣分项目及原因
抢救室基础管理	1. 有常用仪器、设备和抢救物品使用的制度与流程，护士知晓仪器使用制度相关内容（5分） 2. 抢救室有抢救制度及抢救程序，护士知晓并掌握内容（5分） 3. 抢救仪器使用中可能出现意外情况有处理预案及措施（5分） 4. 抢救器材建账，且账物相符（3分） 5. 抢救车、电动吸引器、心电图机、备用氧气筒等定点放置，存放地点无安全隐患，护士知晓存放地点（3分） 6. 抢救药品、物品定人定班管理，值班护士班班交接，并在《抢救药品物品点交本》上签名，治疗班、护士长每周检查1次并签字（5分） 7. 护士长每月对抢救药品、物品进行1次检查并有记录（2分） 8. 抢救车封条处于完好状态（2分）	30	
抢救仪器管理	1. 心电图机、监护仪、除颤仪性能良好，定时专人检查、检测并有记录（3分） 2. 心电图机、监护仪、除颤仪有操作规程，随机挂放（2分） 3. 护士熟练使用（5分）	10	
药品管理	1. 药品按抢救车内药品目录备齐，药品标签醒目（2分） 2. 定位放置，效期管理符合要求，账物相符（4分） 3. 药品要求无破损、变质、变色、过期（4分） 4. 护士熟悉本病区所有抢救药品的摆放位置（4分） 5. 护士掌握药品的剂量、作用及使用方法（6分）	20	
急救物品管理	1. 护士要掌握车内物品的使用方法，摆放位置，使用后及时补充（6分） 2. 抢救物品用后及时清理，保持整洁（3分） 3. 车内物品性能良好，处于备用状态（6分）	15	
抢救车管理	1. 根据要求准备抢救器材、物品、药品（6分） 2. 抢救车封闭式管理，班班交接（4分） 3. 抢救车专人负责管理，每周检查并记录（4分） 4. 抢救车内外清洁无积灰（2分） 5. 抢救车内无菌物品定期检查，确保在有效期内（6分） 6. 护士长每月检查，与指定负责抢救车护士实行双签名（3分）	25	

表 4-8　护理安全管理质量检查标准及考核评分表

主要内容	标准考核细则	标准分	扣分项目及原因
组织管理	1. 有护理安全质量管理网络,定期组织活动、召开会议,并记录（3分） 2. 护理安全管理制度健全,体现持续改进（2分） 3. 有护理安全培训计划,护士知晓、落实、持续改进,有记录（3分） 4. 护士依法执业,护理临床实习人员在注册护士指导下实施护理活动（2分）	10	

主要内容	标准考核细则	标准分	扣分项目及原因
环境安全	1. 用电、用水、用气安全（2分） 2. 病房设施设备完好，警示标识完好（3分） 3. 卫生间设施齐全完好，冷热水及防滑等标识齐全（3分） 4. 地面干燥无积水，便于老人活动（2分）	10	
设备安全	1. 用氧注意"四防""禁烟火"并有标识（2分） 2. 各仪器定期检查、维护措施落实到位，仪器完好（4分） 3. 微波炉有使用须知并告知（2分） 4. 消防设备存放符合要求，护士能够熟练掌握（2分）	10	
安全管理	1. 有医疗安全（不良）事件的主动报告制度与流程并对员工进行教育和培训，培训有记录（3分） 2. 护士对医疗安全（不良）事件报告制度知晓率100%，护士知晓上报途径（3分） 3. 对不良事件进行原因分析，有改进措施，并跟踪改进结果，有记录（2分） 4. 定期分析安全隐患（2分） 5. 护士掌握口腔护理、静脉输液、各种注射、鼻饲等常见技术操作及并发症预防措施及处理流程，定期培训、考核（4分） 6. 对重点环节：包括老人用药、治疗、标本采集、安全管理等有应急预案，有院内紧急意外事件（停电、停水、火灾等）的护理工作应急预案和处理流程，定期培训、考核（4分） 7. 护士掌握应急预案，重点环节管理措施落实到位，应急预案及演练成效明显，并持续改进（2分）	20	
查对安全	1. 严格执行查对制度、身份识别制度、重点环节管理制度（3分） 2. 在院老年人有识别标识（3分） 3. 在治疗护理活动中应使用2种以上方法确认患者身份，确保操作与治疗实施准确（4分）	10	
医嘱安全	1. 有医嘱相关制度与规范，并按规范执行，医嘱查对有记录（2分） 2. 对模糊不清，有疑问的医嘱，有明确的澄清流程（3分） 3. 有紧急情况下下达口头医嘱的相关制度和流程（2分） 4. 有危急值报告制度和处理流程，有危急值报告登记本（2分） 5. 护士长参与每周医嘱总查对，有记录并签名（1分）	10	
老年人安全	1. 有坠床、跌倒意外事件报告制度、应急预案与工作流程（3分） 2. 对老人进行风险评估，主动向高危老人告知跌倒坠床风险，采取有效防范措施并记录（4分） 3. 有压力性损伤风险评估与报告制度（2分） 4. 护士掌握压力性损伤诊疗与护理规范及流程，对压力性损伤案例有分析及改进措施（3分） 5. 严格执行分级护理制度，按时巡视、记录规范（3分）	15	

续表

主要内容	标准考核细则	标准分	扣分项目及原因
用药安全	1. 有特殊药品（精神药品）使用管理制度（2分） 2. 精神类药品单独存放，有存放区域标识及贮存的相关规定（3分） 3. 急救药品箱封条完好，药品有效期内使用；贵重药品，专柜加锁存放，专人管理并严格交接班；高危药品醒目标识、分区放置；注射药、内服药、外用药分开放置（5分） 4. 对包装相似、听似、看似药品、一品多规或多剂型药物有全院统一"警示标识"（3分） 5. 护士知晓药品管理要求并严格执行，有培训记录（2分）	15	

表 4-9　护理日常查房内容及考核评分

主要内容		标准考核细则	标准分	扣分项目及原因
日查房	新入院老人	1. 老年人新入院要求及时介绍情况（2分） 2. 认真填写入院评估单，填写内容要符合要求且真实（5分） 3. 带入管道要妥善固定、保持通畅（5分） 4. 各项标本检查及时送检，无稽留（3分） 5. 贵重物品要有登记，并有家属签字确认（5分） 6. 及时执行医师下达的医嘱，不延误治疗（5分）	25	
	危重老人	1. 及时记录危重记录单，突出重点、书写规范（3分） 2. 危重老年人要落实及时有效的护理措施（5分） 3. 根据医嘱并有家属签字确认方可执行保护性约束（5分） 4. 及时准确地执行医师下达的医嘱（5分） 5. 危重老年人输液滴速根据需要调节（2分） 6. 责任护士熟悉危重老年人的"九知道"（5分）	25	
夜查房	病房质量要求	1. 值班人员按规定着装，陪夜人员在岗在位（4分） 2. 病区安静、整洁；病室物品放置规范（8分） 3. 节约水电，不开无人灯，无水龙头滴水现象；空调按时开关（2分） 4. 医护办公室台面整齐，不放与工作无关的物品（2分） 5. 治疗室物品放置合理、规范；按规定进行空气消毒并记录（5） 6. 注射器、治疗垃圾及时清理，台面、地面保持整洁；治疗托盘化推车化（4分）	25	
	护士工作要求	1. 晚、夜间治疗及时、准确，无遗漏；操作规范；应铃及时（4分） 2. 按等级护理要求巡视病房；按时准确地记录护理巡视单（4分） 3. 及时填写各项护理记录单（4分） 4. 精神异常、躁动的老年人，有护理安全措施，做到"六防"（防跌倒、防走失、防窒息/误吸、防烫伤、防坠床、防管脱落），要有交接班（5分） 5. 值班护士对危重老年人要熟悉病情，要求做到"九知道"（4分） 6. 抢救车定位放置；抢救物品安全、定位放置、账物相符，有清点记录（4分）	25	

（刘经纬）

第 5 章

护理院照护质量管理

第一节 概 述

一、定义

（一）老年照护

老年照护也称老年照护服务，是指为全日制养老机构、社区服务机构、居家的失能、半失能老人提供的进食、排泄、清洁、睡眠和助行等生活、专业照护服务。

（二）养老护理员

养老护理员是指经过各级岗位技能培训，获得相关专业能力证书，并为老年人提供专业养老照护的服务人员。

二、护理院照护管理的内容

（一）护理员培训

护理员的培训由护理部负责，根据护理员的生活照护知识及技能水平及其需求制订培训计划。培训以集中辅导和老师带教为主要形式，包括：入职培训，为期 1 周；实习期培训，为期 1 个月，由护士长或带教老师进行系统带教和培训；在岗业务培训，至少每月 1 次，由护理部组织的知识和技能提升培训，并通过定期的考评。

1. 入职培训 一般 7 天，以集中辅导为主要形式，包括职业素质及要求、职业道德及要求、工作礼仪规范要求、护理员工作职责规范、护理员照护工作内容、职业防护。

2. 实习期培训 为期 1 个月，由护士长或带教老师进行系统带教和培训。

3. 在岗业务培训 至少每月 1 次，由护理部组织的知识和技能提升培训，并通过定期的考评。

（二）等级培训

本职业共设 4 个等级，初级（国家职业资格五级）、中级（国家职业资格四级）、高级（国家职业资格三级）、技师（国家职业资格二级）。根据护理员的级别不同，培训的内容也有所区别。

1. 初级护理员培训内容与要求（表 5-1）

表 5-1　初级护理员培训内容与要求

职业功能	工作内容	技能要求	相关知识
生活护理	饮食照料	1. 能为老年人摆放进食体位 2. 能帮助老年人进食进水 3. 能观察老年人进食进水的种类和量，报告并记录异常变化 4. 能根据已知老年人常见病情况发放治疗饮食	1. 老年人进食体位摆放方法及要求 2. 老年人进食进水方法及观察要点 3. 老年人吞咽困难、进食呛咳观察要点 4. 老年人治疗饮食发放有关知识
	排泄照料	1. 能帮助老年人如厕 2. 能帮助卧床老年人使用便器排便 3. 能为老年人更换尿布、纸尿裤等 4. 能采集老年人的大、小便标本 5. 能观察老年人排泄物的性状、颜色、次数及量，报告并记录异常变化 6. 能在老年人呕吐时变换其体位 7. 能使用开塞露辅助老年人排便	1. 老年人胃肠及排大、小便活动基础知识及观察 2. 大、小便标本采集方法 3. 便器与纸尿裤使用方法 4. 呕吐体位变换要求及注意事项 5. 开塞露使用注意事项
	睡眠照料	1. 能为老年人安置睡眠环境 2. 能观察老年人睡眠状况，报告并记录异常变化	1. 老年人睡眠生理知识及观察要点 2. 老年人睡眠照料基础知识
	清洁照料	1. 能为老年人整理、更换床单位 2. 能为老年人洗脸、洗手、洗头、洗澡（淋浴、盆浴、擦浴）、剃胡须、洗脚、修剪指（趾）甲，并整理仪表仪容 3. 能为老年人清洁口腔 4. 能为老年人摘戴义齿，并清洗 5. 能为老年人清洁会阴部 6. 能为老年人翻身，并观察皮肤变化，报告并记录异常变化 7. 能为老年人更衣	1. 老年人清洁照料知识及观察 2. 老年人口腔卫生及义齿的一般养护知识 3. 老年女性会阴清洁注意事项 4. 老年人床上洗浴要求及注意事项 5. 老年人压疮预防知识及观察要点 6. 老年人更衣要求
基础护理	用药照料	1. 能查对并帮助老年人服药 2. 能观察老年人用药后的反应，记录并及时报告	1. 用药基本知识基础及观察要点 2. 药物保管知识及注意事项
	冷热应用护理	1. 能使用热水袋为老年人保暖 2. 能为老年人进行湿热敷 3. 能观察老年人皮肤异常变化记录并及时报告	1. 老年人使用热水袋常识及注意事项 2. 老年人湿热法常识及注意事项 3. 老年人皮肤观察专业知识
	遗体照料	1. 能清洁遗体 2. 能整理遗物	1. 老年人遗体清洁注意事项 2. 老年人遗物清理注意事项

续表

职业功能	工作内容	技能要求	相关知识
康复护理	康乐活动保护	1. 能教老年人手工活动, 如夹豆、搭积木等 2. 能为老年人示范娱乐游戏活动, 如拍手、传球、唱歌、听音乐等	1. 老年人手工活动示范方法 2. 文体娱乐活动实施方法
	活动保护	1. 能教老年人使用轮椅、拐杖等助行器进行活动 2. 能使用轮椅辅助老年人进行活动 3. 能使用轮椅、平车等工具转运搬移老年人	1. 轮椅、拐杖等助行器使用操作方法及注意事项 2. 老年人扶抱、搬移方法及注意事项 3. 老年人相关保护用具应用操作知识 4. 防跌倒措施知识及户外活动注意事项

2. 中级护理员培训内容与要求（表 5-2）

表 5-2　中级护理员培训内容与要求

职业功能	工作内容	技能要求	相关知识
生活护理	饮食照料	1. 能照料带鼻饲管的老年人进食 2. 能对发生噎食、误吸情况的老年人采取应急救助措施, 报告并记录	1. 老年人鼻饲照料知识 2. 噎食、误吸救护知识
	排泄照料	1. 能使用人工取便的方法辅助老年人排便 2. 能为留置导尿的老年人更换尿袋 3. 能为有肠造瘘的老年人更换粪袋 4. 能观察留置导尿的老年人尿量及颜色, 记录异常并及时报告	1. 老年人排泄知识及观察要点 2. 人工取便注意事项 3. 留置导尿的尿袋更换注意事项 4. 肠瘘粪袋更换注意事项
	睡眠照料	1. 能识别影响老年人睡眠的环境因素并提出改善建议 2. 能照料有睡眠障碍的老年人入睡 3. 能指导老年人改变不良的睡眠习惯	1. 老年人睡眠环境问题评估知识 2. 老年人睡眠障碍相关知识 3. 老年人睡眠指导知识
	清洁照料	1. 能为老年人进行口腔护理 2. 能对老年人进行床旁消毒隔离 3. 能对老年人房间进行终末清洁消毒	1. 老年人口腔护理注意事项 2. 老年人床旁隔离知识 3. 消毒液使用的注意事项 4. 终末消毒注意事项
基础护理	用药照料	1. 能为老年人进行雾化吸入操作 2. 能为老年人应用眼、耳、鼻等外用药 3. 能为 I 度压疮老年人提供压疮处理措施	1. 雾化吸入法知识 2. 耳、鼻、喉用药知识 3. 压疮清洁和换药法知识
	冷热应用	1. 能使用冰袋为高热老年人进行物理降温, 观察并记录体温变化 2. 能使用温水擦浴为高热老年人物理降温, 观察并记录体温变化	1. 冰袋使用基本知识 2. 温水擦浴基本知识 3. 体温测量方法知识

职业功能	工作内容	技能要求	相关知识
	安宁疗护	1. 能运用抚摸、握手等肢体语言为临终老人提供慰藉支持 2. 能对临终老年人及其家属提供精神安慰支持	1. 临终照料基本知识 2. 临终照料注意事项
康复护理	康乐活动保护	1. 能教老年人使用健身器材进行功能锻炼 2. 能帮助老年人进行床上转换卧坐姿体位活动	1. 老年人常用健身器材使用常识及注意事项 2. 老年人肢体活动方法及相关知识
	功能锻炼	1. 能帮助老年人进行穿脱衣服训练 2. 能帮助老年人进行站、坐及行走等活动	1. 脑卒中后正确的穿脱衣服流程 2. 体位转移技术

3. 高级护理员培训内容与要求 （表5-3）。

表5-3 高级护理员培训内容与要求

职业功能	工作内容	技能要求	相关知识
生活护理	饮食照料	1. 能识别老年人进食进水困难的基本原因 2. 能对老年人不良的饮食习惯进行健康指导，并提出饮食改善建议 3. 能检查老年人治疗饮食的落实情况	1. 老年人饮食影响因素分析知识 2. 老年人饮食指导知识
	排泄照料	1. 能识别老年人大、小便异常的基本原因 2. 能识别老年人呕吐物异常，记录异常变化并及时采取应对措施	1. 老年人排便、排尿困难分析方法 2. 呕吐物观察方法及注意事项
基础护理	消毒防护	1. 能对老年人的居室进行紫外线消毒 2. 能配制消毒液，实施老年人房间消毒 3. 能监测老年人居室的消毒结果	1. 消毒隔离技术知识 2. 消毒液配制注意事项 3. 试纸使用及监测技术
	应急救护	1. 能对老年人外伤出血、烫伤、摔伤等意外及时报告，并做出初步的应急处理 2. 能配合医护人员对有跌倒骨折的老年人进行初步固定和搬移 3. 能对心搏骤停老年人采取必要的应对措施 4. 能遵医嘱为老年人进行氧气吸入操作 5. 能对跌倒的老年人采取应对措施	1. 吸痰护理技术及知识 2. 止血、包扎与固定技术及基础知识 3. 海姆立克操作技术及基础知识 4. 心肺复苏基本知识 5. 胸外心脏按压与人工呼吸基本知识 6. 吸氧方法及相关知识 7. 危重老年人观察方法

续表

职业功能	工作内容	技能要求	相关知识
康复护理	康乐活动保护	1. 能辅导老年人完成健身康复操训练 2. 能带领智力障碍老年人进行康复训练	1. 健身操训练常识及要求 2. 智力障碍训练知识及要求
	功能锻炼	1. 能帮助肢体障碍老年人进行功能训练 2. 能帮助压力性尿失禁老年人进行功能训练	1. 老年人肢体功能康复训练知识 2. 老年人压力尿失禁功能康复训练知识
心理护理	心理疏导	1. 能通过观察发现老年人心理变化的原因 2. 能用语言和肢体语言疏导老年人的不良情绪	1. 老年人心理异常的相关知识 2. 老年人心理咨询的相关知识
	心理保健	1. 能为老年人及其家属进行心理健康宣教 2. 能营造老年人交往环境，带动老年人参与兴趣活动	1. 老年人心理健康知识 2. 老年人兴趣活动知识
培训与指导	培训	1. 能对初级养老护理员进行基础培训 2. 能制订初级养老护理员培训教案	1. 培训计划编制的基本方法 2. 培训教案编写方法
	指导	能对初级养老护理员的实践操作给予指导	1. 业务指导的基本知识 2. 养老护理员操作指导基本知识

4. 技师培训内容与要求（表 5-4）。

表 5-4　技师培训内容与要求

职业功能	工作内容	技能要求	相关知识
基础护理	计划管理	1. 能制订慢性病老年人的护理照料计划 2. 能评价护理计划实施结果 3. 能对老年人护理档案进行分类保管 4. 能制订防止老人走失、烫伤、互伤、呛噎食、跌倒与跌伤、坠床、触电及火灾等意外预案	1. 老年人慢性病护理计划制订知识 2. 老年人慢性病护理计划评价知识 3. 安全预案制定相关知识
	环境设计	1. 能识别并消除有损害老年人健康的环境因素 2. 能设计适合不同疾病状态老年人（如卒中老年人等）的生活环境 3. 能修订老年人生活环境的方案	1. 老年人生活环境有害因素识别知识 2. 老年人生活环境优化设计知识
	技术创新	1. 能对老年人照料、护理技术进行创新 2. 能撰写老年人照料、护理方面的技术总结或论文 3. 能对老年用品提出技术改良建议	1. 护理研究方法及相关知识 2. 护理论文撰写方法及相关知识

职业功能	工作内容	技能要求	相关知识
康复护理	功能锻炼	1. 能帮助语言障碍的老年人进行言语训练 2. 能帮助吞咽困难的老年人进行吞咽功能训练	1. 老年人言语训练方案及相关知识 2. 老年人吞咽功能训练方案及相关知识
	活动评价	1. 能制订老年人功能康复训练计划 2. 能评价老年人肢体活动效果	1. 老年人功能康复训练制订知识 2. 老年人肢体活动效果评价知识
心理护理	心理辅导	1. 能制定老年人心理辅导基本方案 2. 能为老年人讲解基本的心理健康知识	1. 老年人心理辅导方案及相关知识 2. 老年人心理健康知识及讲解方法
	心理疏导	1. 能使用心理调治方法疏导并稳定老年人的不良情绪 2. 能评估老年人心理辅导效果	1. 老年人心理调治技术的相关知识 2. 老年人心理辅导效果评估相关知识
护理管理	组织管理	1. 能制订养老护理员岗位职责和工作程序与流程 2. 能起草养老护理员的管理制度 3. 能对养老工作程序和护理流程提出持续改进的意见 4. 能对养老护理计划和方案予以检查与控制 5. 能制订养老护理员考核办法	1. 养老护理管理知识 2. 养老护理规范及流程相关知识 3. 养老护理员考核方法及流程
	质量管理	1. 能制订养老护理质量控制方案 2. 能制订养老护理技术操作规程 3. 能运用信息技术进行信息化管理	1. 养老护理质量管理相关知识 2. 信息化管理相关知识

（三）照护质量管理

照护质量管理指护理员针对老年人日常生活活动能力提供照护技能的质量标准，院部定期检查，并纳入绩效考核中。

（四）考核

1. 护理部成立质量考评管理工作小组，建立良好的护理员考评体系，实行照护小组考评、护士长考评和护理部考评的层级管理体系，将服务能力和服务质量作为护理员绩效的重要依据，有效提升生活照护的安全和质量的整体水平。

2. 考评以理论与操作技能形式进行考核，操作技能以实际操作形式进行考核，其中操作考评为主要形式。

3. 制订护理员服务质量的各项标准及考核评分表，照护单元每周对本单元的生活照护质量进行自查自纠，护理部每月对各照护单元生活照料质量检查 1～2 次。考核结果及时整改反馈，确保质量持续改进。

第二节　护理院照护质量管理组织架构与考核方法

一、照护质量管理组织架构

护理院的三级照护管理体制结构是：护理部主任、护士长、照护组长。护士长在护理部的统一领导下，负责护理区照护质量管理工作，其内容包括业务技术管理和组织行政管理，照护质量考核小组组成由护理部主任、护士长、照护组长或业务骨干等组成。

二、照护质量考核方法

（一）生活照护质量考核标准

生活照护质量标准及考核评分见表 5-5。

表 5-5　生活照护质量标准及考核评分

考核项目	考核内容	评分标准	分值	扣分	得分
个人卫生	个人卫生	1. 头发凌乱有异味 2. 指（趾）甲未及时修剪 3. 脸部有眼屎、流鼻涕、蓄胡须 4. 有口水、未及时洗澡有异味。每发现 1 次各扣 1 分	2		
仪容仪表	按规定着装、整洁，挂牌上岗	1. 每发现 1 次未穿工作服扣 2 分 2. 工作服不整洁，禁赤膊敞襟露怀，有异味扣 1 分 3. 头发梳理不整洁或头花未戴扣 1 分 4. 工作人员留长指甲、胡须，发现佩戴手镯或戒指， 5. 每发现 1 次扣 1 分 6. 发现当班人员打瞌睡、躺下睡觉或在床上睡觉，扣 3 分	3		
工作态度	态度和蔼，礼貌待人，用语规范文明	1. 用语粗俗、在老年人面前发脾气，发现 1 次扣 2 分 2. 态度蛮横发现 1 次扣 3 分 3. 在护理区内聚众议论，大声喧哗发现 1 次扣 2 分 4. 争吵、给老年人起外号每发现 1 次扣 3 分 5. 服务态度不好，老年人和家属有投诉扣 2 分 6. 体罚、谩骂老年人 1 次扣 2 分	3		
	遵守劳动纪律，坚守岗位，不干私活	1. 迟到或早退超过 5 分钟，在 30 分钟之内的，扣 1 分 2. 擅自调班和擅自离岗、串岗、干私活、玩游戏、玩牌（含旁观者）、病区吃零食、吸烟、24 小时护工在非规定的时间洗澡、洗头、洗涤私人物品等每发现 1 项扣 2 分 3. 没有强烈的责任心和担当，怕脏怕累怕麻烦的各扣 1 分，扣完为止 4. 职工应积极参加各类学习，不断提高自身素质。如无理由不参加学习者，每次扣 2 分 5. 在工作区域接待外人、私带外人来洗澡、留宿，洗衣服每发现 1 例扣 2 分，扣完为止 6. 爱护设施和公物，如工作失误损坏公物的 1 次扣当事人 3 分。损坏公物按物品的照价赔偿	7		

续表

考核项目	考核内容	评分标准	分值	扣分	得分
	服从安排，文明陪护	7. 违反规章制度，不服从分工和工作安排，搞小团体 1 次扣 5 分 8. 上班期间每发生 1 次顶撞、辱骂现象扣 5 分 9. 不尊重领导，不服从管理每次扣 2 分 10. 上班时间干私活、消极怠慢、看电视、玩手机、吃老年人的东西、离岗、串岗 1 次扣 2 分 11. 私藏集体或个人食品，不爱护公物扣 2 分 12. 私自收老人钱财，除原价退还外扣 5 分 13. 未按时巡视病房扣 1 分 14. 有损害护理院利益和形象的言语酌情扣 2 分	5		
护理质量	擦洗身体	1. 每天定时给老年人擦身、洗手、洗脚，发现 1 例老年人身体、手、脚有污垢扣 2 分，扣完为止 2. 注意保护个人隐私，未做到扣 2 分	5		
	床单整洁，床头柜物品排放整齐，床下无杂物	1. 床单有污垢不清洁不整洁发现 1 例扣 2 分 2. 床头柜物品摆放不整齐每发现 1 次扣 1 分 3. 床下摆放多余杂物发现 1 次扣 1 分	5		
	便器使用及清洁	1. 发现 1 次不清洁扣 2 分 2. 使用后发现 1 次未及时清理扣 1 分 3. 未定时消毒发现 1 次扣 2 分	5		
	保持患者口腔清洁卫生	老年人口臭、面部有污垢不清洁发现 1 次扣 1 分	5		
护理安全	皮肤无新增破损、压疮	1. 老年人皮肤潮湿，出现瘢痕、红肿扣 2 分 2. 因未及时翻身或护理未到位，发现 1 例新增皮肤破损、尿布疹扣 3 分 3. 新生压疮扣 6 分	6		
	保证安全	1. 由于工作疏忽发生坠床、摔伤、走失、烫伤等意外事故扣 6 分 2. 一般火警、失窃金额造成经济损失的，视情况做出经济赔偿，同时扣 6 分	6		
	安全意识	1. 发现 1 次导管扭曲、受压、脱落扣 5 分 2. 发现 1 次导管异常未及时报告扣 5 分 3. 发生坠床、压疮、摔伤、烫伤、走失、喂食引起窒息，每项扣 5 分 4. 发生意外伤害、火警扣 5 分 5. 发生盗窃事件扣 5 分	5		
	体位舒适，及时翻身、叩背	1. 发现 1 例老年人体位不适扣 1 分 2. 约束带松紧不适宜，出现肢体发绀扣 2 分 3. 未按时翻身叩背发现 1 例扣 5 分	5		

考核项目	考核内容	评分标准	分值	扣分	得分
	会阴部清洁干燥	每发现 1 例老人会阴部有屎、尿、污垢未及时清理、异味每次扣 5 分	5		
	衣着	1. 未及时更换床单位，被服潮湿有斑点和异味扣 2 分 2. 床单折叠不整齐，老年人衣服清洗不干净、有异味，每发现 1 例老年人有污垢、有异味、不清洁扣 1 分，扣完为止	5		
	心理护理	每 1 例不关心老年人，不与老年人沟通，不调节老年人情绪的，不能做到想老人所想的扣 2 分	5		
协助进餐	喂食	1. 每发现 1 例饮食温度不宜、喂饭姿势不正确、不耐心各扣 1 分；造成呛咳、噎食扣 5 分 2. 餐后未及时撤走餐具或未及时清洗扣 1 分 3. 撤去餐具后未及时清理床头柜扣 1 分 4. 未能给老年人适度喂水扣 2 分	5		
交接工作	交接清楚，记录清晰	1. 交接班时双方未交代清楚，或交班记录填写不明扣 2 分 2. 交班记录作假扣 3 分 3. 重点老年人未重点交接班，扣 3 分	5		
其他	服从管理，维护医院声誉	1. 不服从分工管理，1 次扣 3 分 2. 工作不协作，扣 2 分 3. 侵占老年人伙食、物品，收受老年人或其家属的礼品、礼金向老年人或其家属借款，发现 1 次收多少罚多少。损坏医院言行，发现 1 次扣 3 分。造成不良影响的扣 5 分	5		
	工作环境整洁、餐具卫生	1. 房内空气不新鲜有异味、卫生包干区地面、开关、床及床头柜、衣柜、餐边桌椅、电视机、洁具及扶手、热水瓶、布帘等房间内物品有污渍、灰尘，地面有积水、墙角有蜘蛛网等发现 1 处卫生不达要求，发现 1 处扣 1 分 2. 室内环境不整洁，物品摆放杂乱，有灰尘，餐具用餐不卫生，用完餐后不及时收集餐盘清理，发现 1 处扣 1 分	3		
	各类台账以及周事执行情况	1. 做好各类台账。少 1 项扣 2 分 2. 周事未按时执行，发现 1 项扣 1 分，扣完为止	5		
合计			100		

续表

考核项目	考核内容	评分标准	分值	扣分	得分
		附：考核办法 1. 考核细则作为检查护理员工作质量的依据，由护士长、护理员组长每月对各护理区生活照料质量进行检查 1 次 2. 科室由护士长、护士长助理和护理员组长参加，每周对异味管理质量进行检查 1 次 3. 护理部主任每月在护士长例会上通报生活照料质量检查的情况。科室检查的具体情况由护士长在每月科室会上通报，对通报的问题须于次月进行整改 4. 护理部对护理员考核细则检查的内容作为每月绩效考核质量考核方面的依据，记入绩效考核。及格分为 90 分，≥90 分将不扣绩效考核，＜90 分，分值与绩效考核挂钩 备注： 1. 旷工 1 次罚款 200 元，旷工 2 次辞退处理 2. 员工之间相互谩骂、打架，发现 1 次罚款 100 元。发现护理员打骂、虐待老人的直接辞退或转交公安部门处理 3. 24 小时护工必须在 22：00 后洗澡。若其家属前来探望，要请示照护组长，由照护组长安排其他护理顶岗后方可到活动室接待			

（二）护理区环境管理质量考核标准

护理区环境管理质量标准及考核评分见表 5-6。

表 5-6　护理区环境管理质量标准及考核评分

项目	评定标准	分值	扣分	得分
护理区环境	（一）房间	60		
	1. 床：床头板、床尾板、床架、餐桌清洁，功能完好；床单、被套、枕套无污迹，无损坏；床上无多余用品、杂物，叠放整齐；备用床铺好床单、被套后床罩覆盖，无杂物；床栏安全、性能良好；床底下无物品；脸盆、脚盆放卫生间；轮子、脚刹性能良好，静止时处于刹车位，轮子推动灵活、无噪声；摇手按其功能摇动灵活，及时折回	10		
	2. 床头柜：桌面放必须物品，摆放整齐、清洁；柜内无杂物；床头柜最下层放老年人鞋子	6		
	3. 床边椅：清洁；不用时摆放整齐	3		
	4. 设备带：清洁；设备带上无物品摆放；床头灯清洁，功能完好	3		
	5. 输液架挂钩：功能完好；无杂物悬挂	3		
	6. 床之间：无物品堆放	3		
	7. 窗台：清洁；无物品	3		
	8. 阳台：清洁；轮椅定点放置；栏杆上晾晒毛巾，及时收回；晾衣架上晾晒衣物	3		
	9. 老年人衣橱：清洁；物品归类，摆放整齐；当季与反季衣物分开放置；橱门不用时处于关闭状态	3		
	10. 护理员衣橱：清洁；物品归类，摆放整齐；橱门不用时处于关闭状态	3		

项目	评定标准	分值	扣分	得分
	11. 清洁水池：清洁；台面无积水，无杂物；抹布定点悬挂晾晒；热水瓶定点放置	3		
	12. 床帘、窗帘：清洁、无破损、挂放整齐；床帘不用时拉到床头，统一卷成圆盘状，固定好	3		
	13. 地面：清洁；无积水，干燥不滑；无杂物	3		
	14. 陪护椅、轮椅放置规范，统一放至阳台外	3		
	15. 房门玻璃保持清洁、透明、完好	2		
	16. 房间呼叫系统：位置摆放合适；性能良好	2		
护	17. 垃圾篓：摆放于床尾；套上黑色垃圾袋；垃圾达到 3/4 及时更换垃圾袋；扔尿不湿或中单后及时更换垃圾袋；垃圾篓周围地面无垃圾	4		
	（二）卫生间	15		
理	1. 洗脸池清洁，无积水，毛巾架完好按序摆放	2		
	2. 镜面清洁，无损坏	1		
	3. 地面清洁，无积水，干燥不滑，无杂物；墙面清洁	2		
区	4. 坐便器清洁，无异味，盖子完好，垫圈完好，冲水开关性能完好；扶手安全，固定牢固	4		
	5. 浴室开放，有冷、热水标记，水龙头功能完好	2		
	6. 卫生间呼叫系统性能良好	2		
环	7. 便盆，尿壶摆放规范；垃圾及时倾倒，无味；房间及卫生间拖把勿放于卫生间；笤帚簸箕整齐放置	2		
	（三）配餐间	25		
境	1. 橱柜：物品摆放整齐，标识清楚、准确；多余物品及时处理；分类放置	5		
	2. 微波炉：表面、内部清洁；功能完好；向老人开放；不煮生食	5		
	3. 冰箱：箱门及内部清洁；食物整齐摆放，床号、姓名、日期标识清楚；冰箱落实护士责任人，每周二、五及时清理，变质食物及时清除倾倒；冰箱无异味。有每周 1 次的检查记录，每月 1 次的冰箱除霜记录	5		
	4. 水池：清洁；台面无积水；有擦拭台面的抹布；无杂物堆放	3		
	5. 地面：清洁；无积水，干燥不滑；无杂物	3		
	6. 墙面：清洁；张贴物品由院办统一，特殊物品由护理部同意，不允许自行张贴；张贴物品美观、整齐、清洁	2		
	7. 空间合理利用，物品摆放到位	2		
合计		100		

（三）护理员周事执行质量考核标准

护理员周事执行质量考核标准见表 5-7。

表 5-7　护理员周事执行质量标准及考核评分表

项目	评定标准	分值	扣分	得分
床卫生、衣橱、床头柜	1. 床：床头板、床尾板、床架、餐桌清洁，功能完好；床单、被套、枕套无污迹，无损坏；床上无多余用品、杂物，叠放整齐；备用床铺好床单、被套后床罩覆盖，无杂物；护栏安全、性能良好；床底下无物品；脸盆、脚盆放卫生间；轮子、脚刹性能良好，静止时处于刹车位，轮子推动灵活、无噪音；摇手按其功能摇动灵活，及时折回	5		
	2. 床头柜：桌面放必须物品，摆放整齐、清洁；柜面无灰尘、过期食物，柜内无杂物；床头柜最下层放患者鞋子	3		
	3. 床边椅：清洁；不用时摆放整齐	1		
	4. 设备带：清洁；设备带上无物品摆放；床头灯清洁，功能完好	2		
	5. 输液架挂钩：功能完好；无杂物悬挂	1		
	6. 床之间：无物品堆放	1		
	7. 窗台：清洁；无物品	1		
	8. 阳台：清洁；轮椅定点放置；栏杆上晾晒毛巾，及时收回；晾衣架上晾晒衣物	2		
	9. 老年人衣橱：清洁；物品归类，摆放整齐；当季与反季衣物分开放置；橱门不用时处于关闭状态	2		
	10. 护理员衣橱：清洁；物品归类，摆放整齐；橱门不用时处于关闭状态	2		
	11. 清洁水池：清洁；台面无积水，无杂物；抹布定点悬挂晾晒；热水瓶定点放置	3		
	12. 床帘、窗帘：清洁、无破损、挂放整齐；床帘不用时拉到床头，固定好	2		
	13. 地面：清洁；无积水，干燥不滑；无杂物	2		
	14. 门、玻璃：保持清洁、透明、完好	2		
	15. 垃圾篓：摆放于床尾；套上黑色垃圾袋；垃圾达到 3/4 及时更换垃圾袋；扔尿不湿或中单后及时更换垃圾袋；垃圾篓周围地面无垃圾	3		
老年人卫生、安全	1. 老年人头发整洁无异味	1		
	2. 指（趾）甲及时修剪	1		
	3. 面部清洁，无眼屎、鼻涕、痰液、胡须及时剃	2		
	4. 无口臭，身体无异味	2		
	5. 身体、手、脚无污垢，会阴部无屎尿残留	2		

项目	评定标准	分值	扣分	得分
	6. 老年人皮肤无潮湿、破损、瘀斑、红肿、瘢痕、尿布疹，每2小时翻身到位	3		
	7. 约束带在护士指导下使用，约束有效，松紧适宜，无青紫，体位舒适	3		
	8. 各管道在位，无扭曲、受压、脱落	2		
	9. 床位老年人无坠床、跌倒、压疮、烫伤、走失、喂食引起窒息等不良事件发生	3		
消毒餐具、洁具	1. 餐具使用完毕及时从床头收回，清洗，消毒	2		
	2. 便器内外清洁，使用后及时清理	2		
	3. 便器每周定时消毒	2		
洗澡、更换被服	1. 洗澡需征得医生或护士同意，在老年人进食1小时后进行	2		
	2. 用床、平车或轮椅安全转运老年人，床栏拉起	2		
	3. 洗澡间温度24～26℃，水温40℃左右，洗浴时间控制在15分钟	2		
	4. 2～3人共同搬运老年人，防跌倒坠床，协助老人躺好或坐稳	2		
	5. 洗澡时注意防管道脱落，避免水进入气道，导尿管夹闭，尿袋低于耻骨联合水平	2		
	6. 洗完澡及时擦干身体，吹干头发，更换干净衣物及床单位，刚洗完澡关闭空调，1小时后开空调，避免着凉	2		
喂饭、喂水	1. 食物温度适宜，过冷需微波炉加热，过烫需等稍凉后喂食	2		
	2. 选择正确喂食、喂水体位，床头抬高30°～45°，能坐起的协助摆餐	2		
	3. 喂饭姿势正确，有耐心，不用恶劣言行催促老年人吃饭	2		
	4. 喂饭时取1/3汤匙，喂水时取1/3～2/3汤匙，确定咽下后，再喂下一汤匙	2		
	5. 未造成老年人呛咳、噎食，如有呛咳，应暂停操作，待平静后喂食，发现异常及时通知医护人员	2		
	6. 根据喂水时间要求喂水	2		
	7. 喂食完毕保持床头抬高体位30分钟	2		
卫生间、配餐间卫生	1. 卫生间：浴室向患者开放，有冷、热水标识，水龙头功能完好；洗脸池清洁，无积水；镜面清洁，无损坏；坐便器清洁，无异味，盖子完好，垫圈完好，冲水开关性能完好；扶手安全，固定牢固；卫生间呼叫系统性能良好；毛巾架完好；便盆，尿壶摆放规范；地面清洁，无积水，干燥不滑，无杂物；墙面清洁；垃圾及时倾倒，无味；病房及卫生间拖把勿放于卫生间；笤帚和簸箕整齐放置	5		
	2. 配餐间			

项目	评定标准	分值	扣分	得分
	（1）橱柜：餐具及时消毒；物品摆放整齐，标识清楚、准确；多余物品及时处理；分类放置	3		
	（2）微波炉：表面、内部清洁；功能完好	2		
	（3）冰箱：箱门及内部清洁；食物整齐摆放，床号、姓名、日期标识清楚；冰箱每周二、五清理，变质食物及时清除倾倒；冰箱无异味	3		
	（4）水池：清洁；台面无积水；有擦拭台面的抹布；无杂物堆放	2		
	（5）地面：清洁；无积水，干燥不滑；无杂物	2		
合计		100		

（曹美玲）

第 6 章

护理院感染控制管理

第一节　概　述

一、定义

（一）院内感染

住院患者在护理院内（入院 48 小时后）获得的感染，包括在住院期间发生的感染和在护理院内获得，出院后发生的感染。

工作人员在院内获得的感染，也属于护理院院内感染，根据引起护理院院内感染病原体来源的不同，护理院感染分为外源性感染（交叉感染）和内源性感染（自身感染）。

（二）护理院感染管理

护理院感染管理指护理院医务人员针对诊疗活动中，存在的护理院感染、医源性感染及相关的危险因素进行的预防、诊断和控制活动，目的是为了有效预防和控制护理院感染，提高医疗质量，保证医疗安全。

（三）隔离

隔离是医疗机构及医务人员针对诊疗过程中出现或者可能出现的感染传播风险，依法、规范地设立有效屏障的规范性要求。

护理院是感染高发的危险因素，护理院自理区、护理区、隔离区的感染管理，在预防护理院感染发生的过程中占有重要的地位。

二、护理院感染管理的内容

自理区感染管理

1. 建立健全消毒隔离制度

（1）按照护理院感染防控制度、标准操作规程（SOP），结合护理院实际情况，落实各项感染管理制度，自理区设置感染监控员，负责自理区护理院感染制度的执行，查找科内感染的高危因素。

（2）根据护理院感染管理的要求，结合自理区具体的消毒隔离制度，由专职人员进行不定期检查、监督。

2. 人员的管理

（1）针对 70 岁以上老年人及时观察有无感染症状，冬、春季注意防止呼吸道感染，夏、秋季注意食品卫生和餐具消毒，防止消化道疾病的流行。

（2）强化自理区老年人对护理院感染知识的学习，提高认知能力。

（3）提高感染防控知识宣教，护工、保洁员、配餐员等文化程度较低，感染防控概念缺乏，人员流动性较大。要督促严格按照区域不同，使用不同的拖把和消毒液。

3. 手卫生

（1）手是护理院内细菌的主要传播媒介，洗手是一种方便而有效的自我保护和防止交叉感染的措施。

（2）确保自理区老年人具备有足够的认知水平，多方位、多渠道进行宣传培训，每个洗手池前张贴正确洗手和快速手消毒的步骤示意图等。

4. 环境的管理

（1）在呼吸道疾病高发季节，房间每日定时通风 1 ～ 2 次，促进空气循环。夏、冬季开空调前，及时督促后勤部门清洗消毒空调过滤网。

（2）强调对门把手、病区走廊扶手和公共轮椅的每日清洁、消毒擦拭。

三、护理区感染管理的内容

（一）定义

1. 护理区　由一个护士站统一管理的多个病室（房）组成的住院临床医疗区域，与住院部公用区域或公用通道由门分隔，一般包括病室（房）、护士站、医生办公室、医务人员值班室、治疗室、污物间等。

2. 病室（房）　病区内住院患者接受医学观察、诊疗、睡眠、休息和就餐的房间，一般配备床单位、隔离帘、座椅、呼叫系统、氧源、负压吸引系统、手卫生设施、卫生间、非医疗废物桶等。

3. 床单位病室（房）　是为每位住院患者配备的基本服务设施，一般包括病床及其床上用品、床头柜、床边治疗带等。

（二）管理要求

1. 护理院感染管理小组

（1）要求：建立职责明确的病区感染管理小组，负责护理区感染管理工作，小组人员职责明确，并落实。

（2）人员构成：①护理区负责人为本病区护理院感染管理第一责任人；②护理院感染管理小组人员包括医生和护士；③护理院感染管理小组人员宜为病区内相对固定人员，医师宜具有主治医生以上职称。

（3）职责：①护理院感染管理小组负责本护理区护理院感染管理的各项工作，结合本护理区护理院感染防控工作特点，制定相应的护理院感染管理制度，并组织实施；②根据本护理区主要护理院感染特点，如护理院感染的主要部位、主要病原体、主要侵袭性操作和多重耐药菌感染，制定相应的护理院感染预防与控制措施及流程，并组织落实；③配合护理院感染管理部门进行本护理区的护理院感染监测，及时报告护理院感染病例，并应定期对护理院感染监测、防控工作的落实情况进行自查、分析，发现问题及时改进，并做好相应记录；④结合本护理区多重耐药菌感染及细菌耐药情况，落实护理院抗菌药物管理的相关规定；⑤负责对本护理区工作人员护理院感染管理知识和技能的培训；⑥接受护理院对本护理区护理院感染管理工作的监督、检查与指导，落实护理院感染管理相关改进措施，评价改进效果，做好相应记录。

2. 工作人员

（1）应积极参加护理院感染管理相关知识和技能的培训。

（2）应遵守标准预防的原则，落实标准预防的具体措施，手卫生应遵循《医务员手卫生规范（WS/T313）》的要求；隔离工作应遵循《医院隔离技术规范（WS/T33）》的要求；消毒灭菌工作应遵循《医疗机构消毒技术规范（WS/T367）》的要求。

（3）应遵循护理院及本护理区护理院感染相关制度。

（4）应开展护理院感染的监测，按照护理院的要求进行报告。

（5）应了解本护理区、本专业相关护理院感染特点，包括感染率、感染部位、感染病原体及多重耐药菌感染情况。

（6）在从事无菌技术诊疗操作如注射、治疗、换药等时，应遵守无菌技术操作规程。

（7）应遵循国家抗菌药物合理使用的管理原则，合理使用抗菌药物。

（8）保洁员、配膳员等应掌握与本职工作相关的清洁、消毒等知识和技能。

3. 教育与培训

（1）护理区护理院感染管理小组应定期组织本病区医务人员学习护理院感染管理相关知识，并做好考核。

（2）护理区护理院感染管理小组应定期考核保洁员的护理院感染管理相关知识，如清洁与消毒、手卫生、个人防护等，并根据其知识掌握情况开展相应的培训与指导。

（3）护理区护理院感染管理小组应对患者、陪护及其他相关人员进行护理院感染管理相关知识，如手卫生、隔离等的宣传及教育。

（三）布局与设施

1. 护理区内病房（室）、治疗室等各功能区域内的房间应布局合理，洁污分区明确。

2. 病房内通风良好。

3. 设施、设备应符合护理院感染防控要求，符合 WS/T313《医院隔离技术规范（WS/T33）》要求的手卫生设施。

4. 治疗室等诊疗区域内应分区明确，洁污分开，配备手卫生设施；应保持清洁干燥，通风良好。没有与室外直接通风条件的房间应配置空气净化装置。

5. 新建、改建病房（室）宜设置独立卫生间，多人房间的床间距应大于 0.8m，床单位之间可设置隔帘，病室床位数单排不应超过 3 张床；双排不应超过 6 张床。

（四）感控监测及报告管理

1. 按照护理院感染监测指标体系，按照《护理院感染监测规范》（WS/T312 － 2009）开展监测工作并记录。

2. 护理院感染管理科认真收集护理院感染监测项目相关信息。对于护理院感染所有信息，必须由护理院感染管理专职人员审核，以保证数据来源真实性、准确性和完整性。

3. 护理院感染管理科指定专人上报护理院感染监测数据，数据资料必须经过负责人审核，保证真实、完整、有效。

4. 护理院感染管理科定期通报护理院感染监测结果，对存在的问题提出改进措施，改进诊疗流程等，促进护理院感染管理水平不断提高。

5.制定并实施可行的健康保健相关感染监测与报告管理相关规定，主要内容包括：监测的类型、指标、方法以及监测结果的反馈等；明确监测责任主体、参与主体及其各自职责；强化护理院医务人员履行健康保健相关感染监测与报告义务及第一责任人的主体责任。

6.为开展健康保健相关感染监测提供物资、人员和经费等方面的保障；积极稳妥地推动信息化监测工作，并将健康保健相关感染的监测质量、结果评价及数据利用等纳入医疗质量安全管理考核体系。

7.加强对健康保健相关感染监测制度执行情况的监管，并进行持续质量改进及效果评价。

8.完善健康保健相关感染监测多主体协调联动机制和信息共享反馈机制，确保监测工作顺利开展，监测结果能够有效应用于医疗质量安全持续改进的实践。

（五）感控标准预防措施执行管理

标准预防主要包括手卫生、隔离、环境清洁消毒、诊疗器械／物品清洗消毒与灭菌、安全注射等措施。必须加强资源配置与经费投入，以保障感控标准预防措施的落实；不得以控制成本和支出为由，挤占、削减费用，影响标准预防措施的落实。

1.手卫生

（1）合理配置手卫生设施、持续推动和优化手卫生实践的规范性要求。

（2）根据《医务人员手卫生规范》等标准和规范的要求，制定手卫生制度，医务科、护理部、院感科及相关职能科室负责手卫生的宣传教育、培训、实施、监测和考核等工作；定期开展覆盖全体医务人员的手卫生宣传、教育和培训，并对培训效果进行考核。护理区日常实施自查与监督管理。

（3）根据不同部门和专业实施手卫生的需要，为其配备设置规范、数量足够、使用方便的手卫生设备设施，包括但不限于：流动水洗手设施、洗手池、洗手液、干手设施、速干手消毒液，以及手卫生流程图等。建议配备非手触式水龙头。

（4）建立并实施科学规范的手卫生监测、评估、干预和反馈机制，不断提升医务人员手卫生知识知晓率、手卫生依从性和正确率。

2.隔离

（1）隔离对象分为两类：一类是具有明确或可能的感染传播能力的人员，对其按照感染源进行隔离；另一类是具有获得感染可能的高风险目标人员，对其进行保护性隔离。隔离屏障包括物理屏障和行为屏障，物理屏障以实现空间分隔为基本手段，行为屏障以规范诊疗活动和实施标准预防为重点。

（2）根据感染性疾病的传播途径及特点，制定并实施消毒隔离制度及措施。对需要实施隔离措施的患者，应当采取单间隔离或同类患者集中隔离的方式；对医务人员加强隔离技术培训；为隔离患者和相关医务人员提供必要的个人防护用品；隔离患者所用诊疗物品应当专人专用（听诊器、血压计、体温计等）。

（3）在严格标准预防的基础上，按照疾病传播途径和防控级别实施针对性隔离措施。

（4）加强对隔离患者的探视、陪护人员的感控知识宣教与管理，指导和监督探视、陪护人员根据患者感染情况选用合适的个人防护用品。

（5）对隔离措施执行情况进行督查、反馈，并加以持续质量改进。

3. 环境清洁消毒

（1）环境清洁消毒是医疗机构及其工作人员对诊疗区域的空气、环境和物体（包括诊疗器械、医疗设备、床单位等）表面，以及地面等实施清洁消毒或新风管理，以防控与环境相关感染的发生和传播的规范性要求。

（2）保洁公司、保卫科为物表清洁消毒的主体部门，护理部、院感科实施监管。

（3）确定不同风险区域环境物表清洁消毒的基本规范、标准操作流程和监督检查的规定，并开展相关培训。

（4）规范开展针对诊疗环境物表清洁消毒过程及效果的监测。

（5）制定并严格执行感染暴发（疑似暴发）后的环境清洁消毒规定与床单位终末处置流程。

（6）总务科负责对空调通风系统、空气净化系统与医疗用水实施清洁消毒、新风管理和进行监管，制定并执行操作规程及监测程序。

（六）消毒物品与无菌物品的管理

1. 应根据药品说明书的要求配制药液，现用现配。

2. 抽出的药液和配制好的静脉输注用无菌液体，放置时间不应超过 2 小时；启封抽吸的各种溶媒不应超过 24 小时。

3. 无菌棉球、纱布的灭菌包装一经打开，使用时间不应超过 24 小时；干罐储存无菌持物钳使用时间不应超过 4 小时。

4. 碘伏、复合碘消毒剂、季铵盐类、氯己定类、碘酊、醇类皮肤消毒剂应注明开瓶日期或失效日期，开瓶后的有效期应遵循厂家的使用说明，无明确规定使用期限的应根据使用频次、环境温湿度等因素确定使用期限，确保微生物污染指标低于 100CFU/ml。连续使用最长不应超过 7 天；对于性能不稳定的消毒剂如含氯消毒剂，配制后使用时间不应超过 24 小时。

5. 盛放消毒剂进行消毒与灭菌的容器，应达到相应的消毒与灭菌水平。

（七）一次性医疗器械的管理

1. 一次性医疗器械应一次性使用。

2. 一次性医疗器械应由护理院统一购置，妥善保管，正确使用。

3. 使用前应检查包装的完好性，有无污损，并在有效期内使用。

4. 使用过程中密切观察患者反应，如发生异常，应立即停止使用，做好留样与登记，并及时按照护理院要求报告；同批未用过的物品应封存备查。

（八）医疗废物及污水的管理

1. 应做好医疗废物的分类。

2. 医疗废物的管理应遵循《医疗废物管理条例》及其配套文件的要求。正确分类与收集，感染性医疗废物置于黄色废物袋内，锐器置于锐器盒内。

3. 少量的药物性废物可放入感染性废物袋内，但应在标签上注明。

4. 医疗废物容器应符合要求，不遗洒；标识明显、正确，医疗废物不应超过包装物或容器容量的 3/4。应使用有效的封口方式，封闭包装物或者容器的封口。

5. 隔离的（疑似）传染病患者或隔离的非传染病感染患者产生的医疗废物应使用双层包装物包装，并及时密封。

6. 不应取出放入包装物或者容器内的医疗废物。

7. 应有具体措施防止医疗废物的流失、泄漏、扩散，一旦发生前述情形时，应按照本单位的规定及时采取紧急处理措施。

8. 具有污水消毒处理设施并达标排放的医疗机构，患者的引流液、体液、排泄物等，可直接排入污水处理系统；无污水消毒处理设施或不能达标排放的，应按照国家规定进行消毒，达到国家规定的排放标准后方可排入污水处理系统。

9. 应与护理院内转运人员做好交接登记并双签字，记录应保存3年。

（九）多重耐药菌感染预防与控制管理

1. 多重耐药菌的监测与报告

（1）主要监测的耐药菌：耐甲氧西林金黄色葡萄球菌（MRSA）、耐万古霉素肠球菌（VRE）、耐碳青霉烯类抗菌药物肠杆菌科细菌（CRE）、耐碳青霉烯类鲍曼不动杆菌（CR-ABA）、耐碳青霉烯类的铜绿假单胞菌（CRPAE）和多重耐药结核分枝杆菌以及对临床使用的3类或3类以上抗菌药物同时呈现耐药的细菌等。超广谱β-内酰胺酶（ESBL）细菌纳入统计分析。

（2）临床科室：各科医师在接诊感染性疾病患者后，尤其是对高危人群应送检相应的病原学标本，并追踪检验结果，及时发现、早期诊断多重耐药菌感染患者和定植患者。临床科室接到"多重耐药菌株"的报告及感染监控专职人员通知后，立即报告科室主任、护士长，采取相应的预防控制措施，管床医师开出接触隔离医嘱，执行隔离措施。若属于护理院感染则按规定报护理院感染管理科。

（3）检验科：微生物实验室进行细菌培养、鉴定、药敏后，及时电话预警报告感染管理科和患者所在科室的管床医师，同时登记。并每季度向全院公布细菌耐药性监测分析报告。

（4）护理院感染管理科：监测到多重耐药菌株，及时电话通知相关科室落实消毒隔离措施，并到现场督促临床科室采取预防控制措施。每季度对护理院感染多重耐药菌株分布情况进行分析并向临床科室反馈。当发现有多重耐药菌株护理院感染暴发或流行可能时，立即向分管院长报告，进行相应处置。

2. 多重耐药菌护理院感染控制落实措施

（1）落实手卫生措施：医务人员对患者实施诊疗护理活动过程中，应当严格遵循手卫生规范。医务人员在直接接触患者前后、对患者实施诊疗护理操作前后、接触患者体液或者分泌物后、摘掉手套后、接触患者使用过的物品后以及从患者的污染部位转到清洁部位实施操作时，都应当实施手卫生。手上有明显污染时，应当洗手；无明显污染时，可以使用速干手消毒剂进行手部消毒。

（2）严格实施隔离措施：①对多重耐药菌感染患者实施隔离措施，首选单间隔离，也可以将同类多重耐药菌感染患者安置在同一房间。不宜将多重耐药菌感染患者与气管插管、深静脉留置导管、有开放伤口或者免疫功能低下患者安置在同一房间。②医务人员实施诊疗护理操作中，有可能接触多重耐药菌感染患者的伤口、溃烂面、黏膜、血液和体液、引流液、分泌物、痰液、粪便时，应当使用手套，可能污染工作服时使用隔离衣，对于VRE患者必须穿一次性隔离衣。完成对多重耐药菌感染患者的诊疗护理操作后，必须及时脱去手套和隔离衣。近距离操作如吸痰、插管等应戴防护镜或防护面罩。③多重耐药菌感染患者转诊之前应当通知接诊的科室，如有申请单请加盖"接触隔离"章，接诊科室采取相应隔离措施并做好登记工作。没有条件实施单间隔离时，应当进行床旁隔离。④ 医务人员对患者实施诊疗护理操作时，应当将高度疑似或确诊多重耐药菌感染患者安排在最后进行。⑤ 患者隔离期间要定期监测多重耐药菌感染情况，直至临床感染症状好转或治愈方可解除隔离。

（3）严格执行无菌技术操作规范：执行诊疗操作前，必须停止清洁环境及减少人员走动，医护人员要衣帽整齐、戴口罩、洗手，严格遵守操作规程，执行无菌技术，特别是实施中心静脉置管、气管切开、气管插管、留置导尿管、放置引流管等操作时，防止交叉感染，降低感染的危险因素。

（4）加强护理院环境保洁与消毒管理

1）收治多重耐药菌感染患者的病房，使用专用的抹布等物品进行清洁和消毒；医务人员和患者频繁接触的物体表面（如心电监护仪、微量输液泵、呼吸机等医疗器械的面板或旋钮表面、听诊器、计算机键盘和鼠标、电话机、患者床栏杆和床头桌、门把手、水龙头开关等），采用500mg/L 含氯消毒剂进行擦拭、消毒；被患者血液、体液污染时，应当立即消毒；患者经常接触的物体表面、设备设施表面，应当每天进行清洁和擦拭消毒；出现或疑似有多重耐药菌感染暴发时，应当增加清洁和消毒频次。

2）与患者直接接触的相关医疗器械、器具及物品如听诊器、血压计、体温表、输液架等要专人专用，并及时消毒处理；轮椅、担架、床旁心电图机等不能专人专用的医疗器械、器具及物品要在每次使用后擦拭消毒。

（5）加强医务人员的教育和培训：做好多重耐药菌感染危险因素、流行病学以及预防与控制措施等知识培训，每年对临床医师、护士、检验人员、保洁人员、实习生及新上岗工作人员进行多重耐药菌护理院感染预防与控制相关知识培训，并进行考核，确保医务人员掌握正确、有效的多重耐药菌感染预防和控制措施。

（6）做好工作人员及患者家属的健康宣教：隔离房间应限制／减少人员出入，限制探视人员，在能够做到医务人员相对固定时，尽量做到固定人员护理，不能做到时，每天的诊疗放置在其他患者之后进行。医务人员应对患者及其家属进行多重耐药菌防控措施进行宣教，减少患者及其家属与其他患者互串病房。

3.加强抗菌药物合理使用管理

（1）严格按照《抗菌药物临床应用指导原则》和《抗菌药物临床应用管理办法》的要求，正确合理使用抗菌药物，避免由于抗菌药物的滥用而导致耐药菌的产生。

（2）如出现耐碳青霉烯类等广泛耐药菌株，建议所发生的病区检查其他患者所用的抗菌药物方案，必要时停用所有可促进这些特殊病原体选择性生长的药物而改用替代药物。

（3）根据细菌耐药监测情况，加强抗菌药物临床应用管理，落实抗菌药物的合理使用。

4.加强多重耐药菌的护理院感染管理

（1）加强对医务人员多重耐药菌护理院感染的预防与控制的培训；定期对工勤人员进行手卫生、消毒隔离知识的现场指导与演示，对多重耐药菌感染患者与其家属进行耐心说明，告知消毒隔离措施的重要性，提供洗手设施或手消毒剂。

（2）发现有多重耐药菌株流行可能时，护理院感染管理科应及时组织调查，临床科室、微生物室必须密切协作，并在全院公布感染发生情况，报告护理院感染管理委员会、抗菌药物使用管理小组，减少使用可促使这些特殊病原体选择性生长的药物。

（3）如果经严格的控制措施，多重耐药菌感染传播仍然继续时，该病区应暂停收治患者，对环境进行彻底清洁消毒与评估。

（4）认真执行护理院多重耐药菌感染管理协作制度和联席会制度，有效预防和控制多重耐药菌感染。

5. 护理院感染管理科定期对临床科室　MDRO 控制措施的落实情况进行监督检查考核，对发现的问题进行反馈、指导，对 MDRO 患者进行追踪，直至解除隔离。因没有认真落实 MDRO 控制措施而造成护理院感染暴发或流行的，由所在科室承担相应的责任。

6. 侵入性器械 / 操作相关感染防控管理

（1）制订并及时更新侵入性诊疗器械及其他侵入性操作相关感染的防控制度，如血管内导管相关血流感染、导尿管相关尿路感染、呼吸机相关肺炎、手术部位感染、皮肤软组织感染等的预防与控制及具体防控措施。

（2）建立诊疗活动中使用的侵入性诊疗器械、手术及其他侵入性诊疗名录。

（3）实施临床使用侵入性诊疗器械相关感染病例、手术及其他侵入性诊疗操作相关感染病例的目标性监测。

（4）开展相关感染防控措施及其他侵入性诊疗操作相关感染防控措施执行依从性监测。

（5）根据病例及干预措施依从性监测数据进行持续质量改进。

（6）根据患者病情及其他侵入性诊疗操作的种类进行感染风险评估，并依据评估结果采取针对性的感染防控措施。

（十）感控分级管理

1. 按规定建立感控组织体系，配置数量充足、结构合理的感控专兼职人员。

2. 院感管理层级为"护理院感染管理委员会、护理院感染管理科和临床科室护理院感染管理小组"三级管理模式。

3. 护理院感染管理委员会在分管院长领导下开展工作，下设感染管理科，临床、医技等科室设护理院感染管理小组。院感管理委员会定期召开护理院感染管理工作会议，研究、协调和解决有关护理院感染管理方面的重大事项，遇有紧急问题及时召开。

4. 护理院感染管理科在感染管理委员会的领导下开展工作，拟订护理院感染管理工作计划，并组织实施。

5. 临床科室护理院感染管理小组在组长的领导下工作，负责本科室护理院感染管理和消毒隔离等各项工作，督促本科护理院感染各项规章制度的落实。

6. 全体工作人员践行"人人都是感控实践者"的理念，将感控理念和要求融入诊疗活动全过程、全环节、全要素之中。

7. 参与抗菌药物临床合理应用与管理。

四、隔离区感染管理的内容

（一）医护人员的管理

1. 医护人员从员工通道进入更衣室。

2. 发热患者收治入科应从患者通道进入留观病房。

3. 医护人员进入留观病房前应在缓冲区根据流程穿戴防护用品，并相互检查是否穿戴完整及正确后，再进入隔离病房。留观病房内放置治疗车，治疗车上放手套、手消毒剂、碘伏棉签等物品。房间内物品勿交叉使用。

（二）医护人员的防护管理

1. 护理院医务人员应当强化标准预防措施的落实，做好病房的通风管理，严格落实《医务人员手卫生规范》要求，佩戴医用外科口罩／医用防护口罩，必要时戴乳胶手套。

2. 采取飞沫隔离、接触隔离和空气隔离防护措施，根据不同情形，做到以下防护。

（1）接触患者的血液、体液、分泌物、排泄物、呕吐物及污染物品时，戴清洁手套，脱手套后洗手。

（2）可能受到患者血液、体液、分泌物等喷溅时，戴医用防护口罩、护目镜，穿防渗隔离衣。

（3）为疑似患者实施可能产生气溶胶的操作（如气管插管、无创通气、气管切开，心肺复苏，插管前手动通气和支气管镜检查等）时：①采取空气隔离措施；②戴医用防护口罩，并进行密闭性能检测；③眼部防护（如护目镜或面罩）；④穿防体液渗透隔离衣，戴手套；⑤操作应当在通风良好的房间内进行；⑥房间中人数限制在患者所需护理和支持的最低数量。

3. 医务人员使用的防护用品应当符合国家有关标准。

4. 医用外科口罩、医用防护口罩、护目镜、隔离衣等防护用品如被患者血液、体液、分泌物等污染，应及时更换。

5. 正确使用防护用品，戴手套前应当洗手，脱去手套或隔离衣后应当立即流动水洗手或手消毒。

6. 严格执行锐器伤防范措施。

7. 医疗器械、器具应当按照《医疗机构消毒技术规范》要求进行清洁、消毒与灭菌。

8. 医务人员离开污染区前，应当先消毒双手，在污染区至半污染区的缓冲间内依次脱外层乳胶手套、摘防护眼镜或面屏、鞋套、拉下防护服拉链、脱外科口罩、脱手套，再进入半污染区至清洁区之间的缓冲区，脱帽子、脱医用防护口罩等物品，分置于专用容器中，再次消毒手，进入清洁区脱工作服，沐浴更衣。

9. 下班前应进行个人卫生处置，清洁口腔，用碘伏棉签消毒鼻腔及外耳道。

（三）患者的管理

1. 隔离区患者单间安置，禁止病友之间走动、串门。

2. 指导患者正确选择、佩戴口罩，正确实施呼吸咳嗽礼仪和手卫生。

3. 常规不设陪客和探视。

4. 对被留院观察的患者，原则上其活动限制在隔离病房内，减少患者的移动和转换病房，若确需离开隔离病房或隔离区域时，应当采取相应措施如佩戴医用外科口罩，防止患者对其他患者和环境造成污染。

5. 疑似患者转院时，应当更换干净衣服后方可离开，按照《医疗机构消毒技术规范》对其接触环境进行终末消毒，详见终末消毒登记本及流程。

6. 疑似患者死亡的，对尸体应当及时进行处理。处理方法为：用 3000 ～ 5000mg/L 的含氯消毒剂或 0.5% 过氧乙酸棉球或纱布填塞尸体的口、鼻、耳、肛门等所有开放通道或窗口，用双层布单包裹尸体，装入双层尸体袋中，由专用车辆直接送至指定地点火化。患者住院期间使用的个人物品经消毒后（含氯消毒剂 1000mg/L 浸泡消毒 30 分钟）方可随患者或家属带回家。空气用紫外线空气消毒机消毒 1 小时或紫外线灯管消毒 1 小时。

7. 隔离区的医生、护士和工勤人员应固定，做好个人防护（帽子、口罩、工作服、隔离衣），原则上不外带检查，必须外带检查时，应提前与检查科室做好沟通，选择人流较少的时间段进行检查，患者离开后，检查科室工作人员立即用 500～1000mg/L 含氯消毒液对物表、地面进行清洁消毒，开窗通风或使用消毒机进行空气消毒。

8. 患者需经医疗、护理、感控、保健等部门充分评估后再转入普通病房，减少转入普通病房后带来的不确定风险。

（四）环境的管理

1. 安置患者的单间，尽量移除病房内无关物品。患者单间安置，一般情况下，床单位和房间物表使用含氯消毒剂 1000mg/L 进行消毒。

2. 隔离区患者转院后，先关闭门窗用紫外线灯管照射 1 小时以上。开窗通风后，将衣服、被褥置于橘红色袋中送洗衣房。床单位、窗台、设备带、仪器设备等物体表面用含氯消毒液 1000mg/L 擦拭，地面用含氯消毒液 1000mg/L 拖地，30 分钟后再用清水擦拭物体表面或拖地。

3. 有可见污染物时，应先使用一次性吸水材料蘸取 5000～10 000mg/L 的含氯消毒液（或能达到高水平消毒的消毒湿巾）完全清除污染物，可用 10 000mg/L 含氯消毒液进行喷洒或擦拭消毒，作用 30 分钟后清水擦拭干净。

（五）物品的管理

1. 每位患者用后的医疗器械、器具应当按照《医疗机构消毒技术规范》的要求进行清洁、消毒及灭菌。

2. 用于诊疗隔离区患者的听诊器、体温计、血压计等医疗器具及护理物品应当专人专用。

3. 诊疗设施设备表面用 500～1000mg/L 含氯消毒剂擦拭消毒，每日 2 次。

（六）医疗废物的管理

1. 产生地要求

（1）护理院隔离区患者产生的废弃物，包括医疗废物和生活垃圾，均应当按照医疗废物进行分类收集。

（2）医疗废物达到包装袋或者利器盒的 3/4 时，应当有效封口，为确保封口严密，应当使用双层包装袋盛装医疗废物，采用鹅颈结式封口，分层封扎。

（3）隔离区患者潜在污染区和污染区产生的医疗废物，在离开污染区前在其外面加套一层医疗废物包装袋，然后单独收集，专区存放。清洁区产生的医疗废物按照常规的医疗废物处置。

（4）医疗废物中含病原体的标本和相关保存液等高危险废物，应当在产生地点进行压力蒸汽灭菌双层封扎，然后按感染性废物收集处理。

（5）盛装医疗废物的包装袋和利器盒的外表面被感染性废物污染时，应当增加一层包装袋。

（6）分类收集使用后的一次性隔离衣、防护服等物品时，严禁挤压。

2. 转运要求

（1）工作人员在运送医疗废物时，应当防止造成医疗废物专用包装袋和利器盒的破损，防止医疗废物直接接触身体，避免医疗废物泄漏和扩散。

（2）每天运送结束后，对运送工具进行清洁和消毒，含氯消毒液浓度为 1000mg/L；运送工具被感染性医疗废物污染时，应当及时消毒处理。

3. 暂存地要求

（1）医疗废物贮存不得超过 24 小时，在产生的当日进行外运处置。

（2）医疗废物贮存地专人管理，医疗废物暂存处应当有严密的封闭措施，设有工作人员进行管理，防止非工作人员接触医疗废物。

（3）用 1000mg/L 的含氯消毒液对医疗废物暂存处地面进行消毒，每日 2 次。

（4）医疗废物产生部门、运送人员、暂存处工作人员以及医疗废物处置单位转运人员之间，要逐层登记交接。

（5）严格执行危险废物转移联单管理，对医疗废物进行登记。登记内容包括医疗废物的来源、种类、重量或数量、交接时间、最终去向以及经办人签名，登记资料保存 3 年。

（6）环保服务公司进行上门收取，并做好相应记录。

4. 工作人员防护

（1）医废收集人员防护根据要求使用防护用品，并正确穿戴和脱摘。

（2）医疗废物贮存场所须配备隔离衣、外科口罩、手套、防护靴、护目镜等防护用品和工作服、工作帽、消毒液、快速手消毒剂等。

（3）相关职能管理部门工作人员对护理院进行医疗废物检查时，须按照被检查单位或检查区域的防护要求配备并使用防护用品。

第二节　护理院感染管理组织架构与考核方法

一、感染管理组织架构

护理院院长是护理院感染委员会的第一责任人，分管院长是直接责任人，负责组织、协调、监督有关感染管理各项规章制度的落实，持续改进感染管理工作。三级管理网络为：护理院感染管理委员会→护理院感染管理科（院感科）→科室感染管理小组,感染管理组织架构如图6-1。

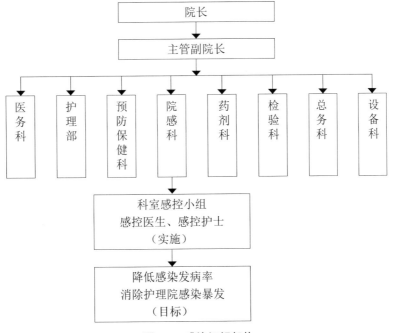

图 6-1　感染组织架构

二、感染质量管理考核方法

（一）院级质量控制检查

院长领队组织行政查房，各职能部门及科室负责人，包括感染管理科人员定期、不定期下科室进行质量检查，重点检查医疗、护理、感染管理、药剂、医保等各方面卫生法律法规、规章制度和规范执行情况、病历质量情况、设备使用及完好状况、安全隐患、消毒隔离、"三基"能力等情况。将定期质量查房，突击性检查、节假日查房和夜查房相结合，督促质量管理工作。

（二）感染管理科督查

感染管理科根据护理院感染管理工作计划及相关制度，制订切实可行的质量标准、检查方法、扣分细则等，每季度对各科室进行全方位的感染管理质量考核，每月分项和每季度全项进行质量分析评价，提出质量问题，落实改进措施，不断提高感染管理质量。每月由感染管理科根据计划确定检查内容，检查前首先统一检查标准，确立检查重点，再对感染管理质量进行监督检查、考核、评价，当面指出存在问题及不足之处、建议改进措施等。检查完毕，感染管理科将检查结果原始表汇总成电子表格，采用百分制法记录考核结果，于次月初以电子版形式反馈给各相关科室。要求相关科室在1周内分析原因，提出整改措施。

（三）科室质控检查

1. 各临床科室感染管理小组应每周对本科室感染管理质量工作进行自查，及时纠正发现问题，可现场反馈或利用晨会、科会等形式反馈质量检查存在的问题、改进措施等。

2. 临床科室感染管理小组每月活动1次，对自查问题和上级检查反馈的问题，认真分析原因，提出整改措施，及时复查和评估持续改进效果，并做好记录。

3. 医务人员是质量控制的基础，要求每个人认真履行职责，保证做好自控，严格落实岗位责任制，形成人人参与、个个尽责的工作局面。

（四）感染管理质量管理奖惩措施

院感科严格按照《护理院感染管理考核标准》，每月对临床科室履行职责、完成目标任务情况进行检查、考核、反馈，并认真评分上报财务科，与绩效工资挂钩。

1. 各科室双月度考核平均分 ≥ 90 分为合格。

2. 各科室双月度考核严格按照院感考核细则进行评分，并上交财务科进行绩效工资奖惩。

3. 管理奖励：分为双月度和年终奖励。

（1）每双月考核总分居前两位（可并列）的科室给予奖励。

（2）年终对在护理院感染管理工作中成绩突出的临床科室，经护理院感染管理委员会评选出一、二、三等奖，一等奖1名，二等奖2名，三等奖3名。

（3）年终评出一等奖、二等奖、三等奖科室的感控医师、护士长各给予奖励。

（五）感染管理质量考核内容

1. 感染管理法律法规知识普及情况（10分）

（1）院感科将护理院感染管理相关法律、法规、规章等及时下发各科。查资料，资料不完整，少1份扣2分。

（2）各科室应定期组织医护人员学习护理院感染管理相关法律、法规、规章等，每月不少于1次，并有记录及知晓内容。少1次扣2分，不知晓扣2分。

（3）医护人员应参加护理院感染相关法律法规以及护理院的全员培训，每年不少于 4 次，并有记录及知晓内容。少 1 次扣 2 分。不知晓扣 2 分。

（4）护理院感染管理相关法律、法规和规章的内容。每年考核不少于 1 次并有记录。少 1 次扣 2 分。

（5）随机抽查医护人员熟悉护理院感染管理相关法律、法规和规章的情况。不知晓扣 2 分。

2. 护理院感染管理小组（10 分）

（1）在护理院感染管理委员会的基础上成立护理院感染管理小组，专人负责，小组成员必须定期参加护理院感染委员会，会议和工作会议并有记录。少 1 份扣 2 分。

（2）结合科室实际情况，制定相应的具可操作性的院感相关规章制度、控制方案、流程等。实际工作遵章执行。没有制定扣 5 分。

（3）感控小组每周根据院感要求开展质量控制督查至少 1 次，有持续改进措施及记录。少 1 次扣 3 分。

（4）感控小组每月组织科内人员院感专题培训 1 次，如护理院感染的诊断与鉴别诊断、日常监测（病例报告、目标性监测及记录）；新进人员需院感培训后上岗。少 1 次扣 3 分。

3. 手卫生（10 分）

（1）开展讲座、张贴宣传画等形式进行手卫生的培训及宣传。没有开展扣 2 分。

（2）配置足量合适的手卫生设施和手卫生用品。配置足够的洗手液和速干手消毒剂（在有效期内）；配备洗手后的干手物品，应当避免造成二次污染。不符合要求扣 3 分。

（3）医务人员应按规范要求执行手卫生及外科手消毒，医务人员手卫生指征和手卫生方法正确，外科手消毒符合标准要求。1 人不符合要求扣 2 分。

（4）主动开展手卫生依从性及效果监测。手卫生执行率差的 1 人扣 5 分。

（5）每月手卫生用品消耗量与科室业务工作量相符。差距太大的扣 5 分。

4. 重要部位感染控制（10 分）

（1）各科室开展《导管相关血流感染预防与控制技术指南》《导尿管相关尿路感染预防与控制技术指南》等相关规范指南的培训学习。没有培训扣 2 分；内容不知晓的，1 人扣 2 分。

（2）医务人员进行各种侵入性操作、插管后护理及其他无菌操作时必须严格无菌技术操作规程、执行相应护理院感染预防与控制措施。1 人没有执行扣 2 分。

（3）有效早发现、早诊断多重耐药菌护理院感染病例，发现后及时报告院感科，积极配合院感科调查督导。上报 1 例加 1 分，没有做到 1 例扣 5 分，依次类推。

（4）遵守多重耐药菌护理院感染预防控制指南的护理院感染预防与控制措施。1 人没有遵守扣 2 分。

（5）及时落实院感专职人员提出的整改意见。1 项没有落实扣 2 分，依次类推。

5. 护理院感染病例监测（10 分）

（1）感染管理小组按《护理院感染监测规范》要求开展日常护理院感染监测工作。没有监测记录扣 5 分。开展目标性监测科室的监控人员每双月加 10 分。

（2）临床医务人员及时发现和报告护理院感染病例，及时、准确填写病例监测表格、数据。上报 1 例加 1 分，没有做到 1 例扣 5 分，依次类推。

6. 护理院环境卫生管理及监测（10 分）

（1）科室应按照《护理院感染管理办法》《消毒管理办法》《消毒技术规范》对各诊疗区域

进行环境卫生清洁、消毒，包括室内空气、物表、各类仪器设备和诊疗工具（平车、担架、推车、血压计、听诊器、药杯、电话机、键盘、电脑鼠标、标本筐）都应做定期的清洁消毒，洁具分区域使用并每天清洁、消毒、干燥后备用。现场查看1处没有做到扣2分，依次类推。

（2）护理院感染管理小组按照规范要求，开展常规环境卫生学监测工作，每季度对重点区域进行空气、物表等细菌学监测。1处没有做到扣2分，依次类推。

（3）使用紫外线灯管的科室应登记照射累计时间和强度监测记录。现场查看1处没有做到扣2分。

7. 护理院感染暴发预警及处置（10分）

（1）医务人员掌握护理院感染流行、暴发的定义和报告、处置流程。1人没有掌握扣2分。

（2）对科室预警的护理院感染高危人群进行及时干预、防止院感暴发。没有干预扣2分。

（3）对出现的院感暴发苗头（两例）配合院感科进行调查，积极落实相应的控制措施。没有做到扣2分。

（4）院感暴发应及时上报（院感科、医务科、护理部）初次调查、过程调查、结案调查，书面报告存档。没有做到扣2分。

8. 消毒、隔离管理（10分）

（1）各科室制订的科室诊疗操作规程（流程）以及考核办法应涵盖《消毒技术规范》和《隔离技术规范》内容要求。没有制订扣2分。

（2）正确使用各种消毒剂，浓度符合要求，定期更换、监测浓度，记录规范。现场查看1处没有做到扣2分，依次类推。

（3）消毒、灭菌设备、器械使用规范，定期维护、监测规范。现场查看1处没有做到扣2分。

（4）一次性医疗用品使用、储存符合规范，不得重复使用。现场查看1处没有做到扣2分，依次类推。

（5）对特殊感染采取隔离措施。现场查看1例没有做到扣2分，依次类推。

9. 医疗废物管理（5分）

（1）科室使用规范的医疗废物交接登记本，记录与实际交接量一致，双方签字认可。查看1处没有做到扣2分，依次类推。

（2）生活垃圾与医疗垃圾不得混放，医疗废物盛装容器标识规范醒目。规范使用一次性利器盒，不得重复使用。现场查看1处没有做到扣2分，依次类推。

（3）杜绝医疗废物贩卖、回收、一次性用品重复使用等行为发生。现场查看1处没有做到扣2分，依次类推。

10. 职业暴露管理（5分）

（1）医务人员严格按照《血源性病原体职业接触防护导则》等规范要求进行诊疗活动时采取必要的防护措施，并遵循无菌（或清洁）操作及安全注射原则进行操作。现场查看1人没有做到扣3分，依次类推。

（2）科室内根据防护需要备齐必需的个人防护用品并正确使用。现场查看1人没有做到扣2分，依次类推。

（3）熟练掌握职业暴露处理、报告程序，发生暴露后及时正确进行局部处置。1人不知道扣5分。

注：一票否决

1. 违反操作规程、预防控制指南及相关法律法规引起护理院感染暴发或医疗纠纷，给护理院造成严重不良影响（如媒体曝光、上级通报等）。

2. 违反《护理院感染管理办法》，护理院感染病例瞒报、迟报、漏报，造成护理院感染暴发扩散和社会影响。

附 院感管理考核标准

感染管理质量考核评分标准见附表6-1～附表6-5。考核方案中提及的分值，1分对应为10元。

附表 6-1 感染管理质量考核评分标准

项目	考核标准	分值	评分标准
（一）制度建设	1. 有感染管理防控小组 （1）科室护理院感染管理小组出席会议 （2）科室护理院感染管理小组职责 （3）科室护理院感染管理制度 （4）参加院感知识培训人数、知晓率 （5）护理院感染控制基本知识掌握情况	5	查看资料 组织、制度、职责不健全每项扣1分，少1人次扣1分，未回答扣1分，不完整扣0.5分
	2. 建立完善的科室院感管理文档 （1）护理院相关部门发布的与院感相关的文件、制度 （2）消毒灭菌效果监测报告整洁、齐全 （3）定期进行院感管理小组活动，有质量分析，有持续质量改进措施，有记录 （4）护理院感染手册完成情况	5	未建文档本不得分，文件、报告等资料不全扣3分，缺一项扣1分 未完成扣3分
（二）布局流程	1. 布局合理、分区明确、标识清楚，流程合理 2. 设施与装置齐全，完好备用状态	5	一项不合格扣1分
（三）护理院感染监测	1. 科室护理院感染发病率≤10% 2. 护理院感染漏报率≤10% 3. 护理院感染病例病原学送检率达80% 4. 抗菌药物治疗前病原学送检率≥30% 5. 掌握本科室多重耐药菌感染常见病原菌 6. 掌握本科室护理院感染特点、护理院感染率 7. 感染暴发流行及时报告 8. 掌握本科室前三位感染部位 9. 环境卫生学监测和各项监测方法符合国家规范 10. 护理院感染病例24小时内上报 11. 空气、物表、医务人员手、消毒物品等生物学监测合格	20	一项不合格扣1分
（四）消毒效果监测	各项监测达标： 1. 空气、物体表面、医务人员手监测 2. 使用中消毒剂、灭菌剂监测	5	每项次不合格扣1分
（五）物表环境清洁消毒	1. 湿式方法进行保洁，正确使用消毒剂 2. 拖把分区使用，用后清洗消毒干燥备用 3. 落实病室终末处理 4. 抹布一床一巾，用后送物业统一洗消 5. 循环风空气消毒机定期清洁维护有记录	5	一项不合格扣1分

项目	考核标准	分值	评分标准
（六）消毒灭菌管理	1. 仪器表面定期清洁，有污染时及时消毒处理 2. 呼吸机螺纹管、湿化瓶、吸氧管一人一用，定期更换消毒 3. 体温计、血压计、听诊器等常用物品按规范清洁消毒 4. 吸引器终末消毒，干燥保存 5. 无菌干保存镊子每4小时更换 6. 碘酒、酒精密闭放置，容器每周更换2次 7. 接触皮肤、黏膜的器械应消毒灭菌 8. 一次性无菌用品存放符合规定，使用注明开启时间，在有效期内使用 9. 消毒剂监测应有记录	15	实地查看：一项不合格扣1分
（七）手卫生	1. 设施、设备齐备，安装非手触式水龙头开关、手卫生标识，备洗手液、干手纸、速干手消毒剂等 2. 严格执行手卫生规范	4	设施设备缺一项扣1分，手卫生规范执行不到位扣2分
（八）标准预防	1. 医务人员熟练掌握标准预防、职业防护知识和技术 2. 科室防护用品满足日常使用和应急需求 3. 有医务人员职业暴露报告及处理的记录	5	每项不合格扣1分
（九）抗菌药物使用	1. 执行"抗菌药物临床应用指导原则"，严格掌握联合用药和预防用药的指征，使用率控制在60%以下 2. 经验性用药不超过3日 3. 感染病例进行病原学检测，依药敏结果选用抗菌药 4. 发热原因不明、无可疑细菌感染征象者不使用抗菌药物；已明确病毒感染者一般不用抗菌药物 5. 医护人员掌握抗菌药物使用的相关知识	5	实地查看，查看资料，每项不合格扣1分
（十）三管防控	1. 每日评估，尽早拔管 2. 插管过程严格执行无菌操作，采用最大无菌屏障 3. 用0.5%碘伏消毒皮肤，穿刺点避开股静脉 4. 严格的手卫生 5. 呼吸机置管患者如无禁忌证的床头抬高15°～30°、认真做好口腔卫生及声门下分泌物吸引 6. 严格掌握留置导尿管的适应证，正确的导尿管护理	6	实地查看 每项不合格扣1分
（十一）医疗废物管理	1. 分类正确，有示意图或文字说明，医疗废物袋、利器盒使用规范、专物专用 2. 包装、封口、标识贴、交接、存放、运送等环节规范 3. 传染性废物采用双层包装，并注明"传染性"字样 4. 各医疗废物桶加盖、清洁，每日消毒 5. 生活垃圾不得混入医疗废物	5	查看记录，实地查看每项不合格扣1分
（十二）安全注射	1. 有安全注射制度、操作规程 2. 用于皮试的一次性注射器禁重复使用 3. 医务人员对安全注射知识的知晓率 4. 医务人员锐器伤发生率	4	查看记录，实地查看每项不合格扣1分

续表

项目	考核标准	分值	评分标准
（十三）使用后未被污染输液袋（瓶）管理	1. 有制定使用后未被污染输液袋（瓶）管理制度，组织培训、执行并加强监管，定期督查 2. 严禁将未被污染的输液瓶（袋）与医疗废物、生活垃圾混放 3. 保证收集容器的完好和密封性，严禁使用破损的包装容器；严禁包装容器超量盛放；包装使用可回收物标志 4. 专人负责运送未被污染的输液袋（瓶），其运送与医疗废物运送分开，避免污染 5. 未被污染的输液瓶（袋）暂存地与医疗废物暂存地分开，设置可回收物标志，严禁在暂存地以外堆放输液瓶（袋） 6. 未被污染的输液瓶（袋）应委托给具有回收处理能力的单位，并签订回收协议书，与回收处理单位交接应使用交接转移二联单，分类登记转运种类（玻璃与塑料）、转运数量、交接时间、交接人员，记录保存 1 年	6	查看记录，实地查看每项不合格扣 1 分
（十四）医用织物洗涤消毒管理	1. 有管理组织 2. 有医用织物洗涤消毒管理制度 3. 布局流程合理 4. 质控管理 5. 人员培训	5	查看记录，实地查看每项不合格扣 1 分

附表 6-2　中医医疗技术感染管理质量考核标准

项目	考核标准	分值	评分标准
（一）管理要求	1. 中医医疗科室应将护理院下发的中医常规治疗操作感染防控指南与中医诊疗器具消毒灭菌规范及相关的制度等资料妥善保存，并根据本科特点制定相应的制度、职责及操作规程 2. 科室护理感染管理小组对科内开展中医医疗技术相关感染防控知识培训与教育 3. 科内应定期对中医常规治疗操作感染防控及中医诊疗器具消毒灭菌效果进行检查 4. 科室有培训、考核与评价记录备查	10	一项不符合要求，扣 1 分
（二）空气、物表清洁与消毒	1. 保持室内空气清新，每日通风 ≥ 2 次，每次 20 ~ 30 分钟 2. 如接诊呼吸道传染病患者，应嘱患者戴口罩，接诊后进行循环风空气消毒并记录 3. 每天工作前后对工作环境（台面、地面、设备、用品等）进行清洁消毒，每日 2 次，有污染随时消毒 4. 消毒剂现用现配，浓度达标，消毒记录完整 5. 拖布抹布分区使用，标记清楚，定点放置，用后消毒处理，晾干备用，容器清洁	5	一项不符合要求，扣 1 分

项目	考核标准	分值	评分标准
（三）手卫生	1. 认真落实《医务人员手卫生规范》；各类操作前后严格执行手卫生 2. 每间诊室应配备至少一套洗手设施、洗手流程图，配置足够的手卫生物品，治疗车配备速干手消毒剂	5	一项不符合要求，扣1分
（四）无菌操作	1. 严格执行无菌操作规程，操作人员应穿工作服，必要时戴帽子、口罩；微创类操作人员应当戴帽子、外科口罩、无菌手套，穿无菌手术衣；灌肠类应当戴帽子、口罩、一次性医用手套，穿隔离服	8	一项不符合要求，扣1分
	2. 针刺类（针罐或刺络拔罐）皮肤消毒可选用浸有碘伏或75%乙醇消毒液原液的无菌棉签擦拭2遍，作用2分钟；消毒皮肤面积应≥5cm×5cm，消毒棉球应一穴一换，不得使用同一个消毒棉球擦拭两个以上部位；使用无菌棉球或棉签起针。火针、三棱针、皮肤针等治疗后，嘱患者24小时内局部皮肤避免沾水	5	一项不符合要求，扣1分
	3. 微创类施治部位应铺大小适宜的无菌单；皮肤消毒可用浸有碘伏消毒液原液的无菌棉球擦拭2遍，作用2分钟；消毒皮肤范围直径应≥15cm；微创治疗结束后，应使用无菌敷料覆盖	5	一项不符合要求，扣1分
	4. 刮痧部位可使用热毛巾或一次性纸巾或生理盐水棉球或75%乙醇棉球，进行清洁或消毒	2	一项不符合要求，扣1分
（五）消毒灭菌	1. 应采用一次性无菌针灸针具，使用前，检查无菌物品的有效期限及确保包装完整，包装要在使用前才打开，以防污染，无菌针具包装打开超过4小时不应继续使用，未开启的无菌物品，须妥善保存，并定期检查其有效期限	10	一项不符合要求，扣1分
	2. 拔罐器具应达到高水平消毒，一人一用一清洗一消毒；罐具清洗应使用专用水池，不得与洗手池共用，配备洗罐工具，如刷子、医用酶洗液、滤水篮筐、浸泡桶及防水围裙、手套、护目镜等防护用品；没有明显血液、体液等污渍的拔罐器具，用含有效氯500mg/L溶液浸泡30分钟；被血液、体液污染的拔罐器具，应完全没入酶洗液浸泡10～30分钟，清水冲洗，再用含有效氯2000mg/L溶液浸泡30分钟，清水冲洗干燥备用。必要时送消毒供应中心集中处置	10	一项不符合要求，扣1分
	3. 敷、熨、熏、浴类使用物品应一人一用一更换或一人一用一清洗一消毒，不可重复使用；一次性器具应使用符合相关标准要求的产品，一人一用一废弃，严禁重复使用；患者每次使用过的熏蒸床以500mg/L含氯消毒溶液擦拭，熏蒸室每晚紫外线照射1小时	10	一项不符合要求，扣1分

续表

项目	考核标准	分值	评分标准
	4. 刮痧器具应一人一用一清洁一消毒，应先用流动水刷洗，去除油渍等附着物，再用含有效氯 500mg/L 溶液浸泡 30 分钟；遇有血液体液污染时应用 2000mg/L 含氯消毒液浸泡消毒 30 分钟，取出干燥保存；保存刮痧器具的容器每周清洁消毒 1 次，遇有污染随时清洁消毒；刮痧润滑油应专人专用，保持清洁干净，按照使用说明书使用	10	一项不符合要求，扣 1 分
	5. 一次性灌肠器具应一人一用一废弃；肛门、直肠、结肠局部有感染病灶者，必须使用一次性灌肠器具，按感染性医疗废物处置，严禁重复使用；可重复使用的器具，遵照"清洗—高水平消毒—清洁保存"程序处理，严格一人一用一消毒	10	一项不符合要求，扣 1 分
（六）织物管理	1. 床单、被套、枕套等直接接触患者的用品应每人次更换，亦可选择一次性床单；被污染时立即更换 2. 被芯、枕芯、褥子、床垫等间接接触患者的床上用品，应定期清洗与消毒；被污染立即更换、清洗与消毒	5	一项不符合要求，扣 1 分
（七）医疗废物管理	医疗废物的处置按照综合考核执行	5	一项不符合要求，扣 1 分

附表 6-3　治疗室、处置室、换药室感染管理质量标准

项目	考核标准	分值	评分标准
（一）制度与培训	制定并落实各项规章制度，建立消毒管理责任制并纳入护理院质量管理；工作人员应掌握器械消毒及个人防护知识	10	无制度扣 1 分；消毒管理无责任人扣 1 分；未纳入护理院质量管理扣 2 分；提问回答不完整扣 1 分
（二）布局与环境	布局合理，清洁区、污染区分区明确，标志清楚；无菌物品按灭菌日期依次放入专柜，过期重新灭菌；设有流动水洗手设施；各室应每日进行清洁、消毒，定时通风或者进行空气净化；每周对环境进行一次彻底的清洁、消毒	10	无菌物品不专柜放置扣 1 分；无菌物品过期一件扣 2 分；无洗手设施扣 1 分；无保洁制度扣 1 分；措施不落实每项扣 1 分
（三）个人防护	医务人员进行操作时，应当戴口罩、帽子；配液前严格洗手或者进行手消毒；在操作过程中应当做好个人防护工作	10	无菌操作时衣帽不洁扣 1 分；口罩不定时更换扣 1 分；治疗过程中不洗手或不进行手的消毒每人次扣 1 分；个人防护不到位扣 1 分

续表

项目	考核标准	分值	评分标准
（四）输液配伍及消毒灭菌要求	1. 医护人员进入室内，应衣帽整洁 2. 严格执行无菌技术操作规程，无菌物品必须一人一用一灭菌 3. 抽出的药液、静脉输液开启不超过 2 小时 4. 溶媒不超过 24 小时。最好采用小包装 5. 碘伏、乙醇等中效消毒剂每周更换 2 次、容器灭菌 2 次 6. 无菌储槽打开后使用不超过 24 小时 7. 置于无菌槽（盒）内的物品（小包装棉球、纱布等）一经打开，使用时间不超过 24 小时 8. 治疗车上层为清洁区、下层为污染区 9. 进入病房的治疗车、换药车应配有手消毒剂 10. 各种治疗、护理及换药操作应按清洁伤口、感染伤口和隔离伤口依次进行 11. 特殊感染伤口应就地（诊室或病室）严格隔离，处置后严格进行终末消毒，不得进入换药室	30	有一项不符合要求扣 1 分
（五）消毒与灭菌效果监测	定期进行空气、物品及医护人员手的监测；对使用中的化学消毒剂按规定进行浓度和微生物监测	30	无记录扣 2 分；记录不完整扣 1 分；不监测不得分
（六）医疗废物管理	医疗废物按照《医疗废物管理条例》进行处理	10	医疗废物不分类收集、锐器处置不规范扣 1 分；医疗废物与生活垃圾混放扣 2 分；一次性医疗用品使用后毁形直接投入焚烧类医疗废物包装容器内，使用后不毁形扣 2 分

注：所有检查均现场查看

附表 6-4　医疗废弃物感染管理质控评分

项目	考核标准	分值	评分标准
（一）组织、制度与培训	1. 有长效的医疗废弃物管理组织及管理责任制，认真履行职责 2. 医疗废弃物管理制度健全有效，并认真执行 3. 有医疗废物管理培训制度、培训考核资料及签到本	10	组织不健全扣 1 分；管理责任制不到位扣 1 分；不履行职责扣 1 分；无制度不得分；有 1 人次未培训扣 1 分
（二）应急方案控制措施	有发生医疗废物流失、泄漏、扩散和意外事故的应急方案、控制措施到位并有登记	5	无方案不得分；应急措施不到位扣 1 分；无登记扣 1 分

项目	考核标准	分值	评分标准
（三）分类收集与转运	1.医疗废物分类收集，产生地点、暂存地点等内部转运流程符合要求 2.护理院医疗废物与医疗废物处置单位的交接登记手续符合要求	10	分类收集方法不合理扣1分；管理要求不落实扣1分；内部转运通道不合理扣1分；以记录为准，查看交接转运联单，无转运联单扣1分
（四）个人防护	医疗废物分类收集、运送、暂存过程中工作人员的职业防护用品齐全到位，防护有效	5	提问接触医疗废物工作人员防护要求，查看防护措施，不到位各扣2分
（五）监控部门专（兼）职人员职责	1.医疗废物管理的监控部门专（兼）职人员职责明确 2.有发生医疗废物流失、泄漏、扩散时的处置与报告 3.医疗废物专用包装物、容器的标准和警示标识的规定执行良好 4.医疗废物的分类标识清楚，不得混放 5.隔离的传染病患者或者疑似传染病患者产生的医疗废物使用双层黄色包装袋包装，并及时密封 6.放入包装物或者容器内的医疗废物不得取出	30	一项不符合要求扣1分
（六）医疗废物暂时贮存设施	1.医疗废物暂时贮存地设施、设备良好，实用有效 2.不得露天存放医疗废物 3.暂时贮存时间不得超过2日 4.远离医疗区、食品加工区、人员活动区和生活垃圾存放场所 5.方便运送人员及运送工具、车辆的出入 6.有严密的封闭措施；专（兼）职人员管理，防止非工作人员接触医疗废物 7.防止渗漏和雨水冲刷 8.易于清洁和消毒 9.避免阳光直射 10.设有明显的医疗废物警示标识和"禁止吸烟、饮食"的警示标识 11.病理性废物具有低温贮存或者防腐条件	10	一项不符合要求扣1分

项目	考核标准	分值	评分标准
（七）医疗废物转交	1. 医疗废物交由取得县级以上人民政府环保行政主管部门许可证的医疗废物处置单位处置，依照危险废物转移联单制度填写并保存转移联单 2. 建立医疗废物登记，内容包括医疗废物的来源、种类、重量或数量、交接时间、最终去向以及经办人签名，登记资料至少保存 3 年 3. 医疗废物转交出去后，对暂时贮存地点、设施及时进行消毒清洁处理 4. 禁止转让、买卖医疗废物 5. 禁止在非收集、非暂时贮存地点倾倒及堆放医疗废物 6. 禁止将医疗废物混入其他废物和生活垃圾 7. 不具备集中处置医疗废物条件的农村地区护理院自行就地处置医疗废物时，必须消毒并做毁形处理，及时焚烧，不能焚烧的应当消毒后集中填埋	15	现场查看：无交接转移联单扣 1 分；不登记扣 1 分 资料不保存扣 1 分 场地、设施不消毒扣 1 分 一项做不到扣 1 分
（八）监督检查和不定期抽查、监测	1. 有医疗废物管理人员定期监督检查和不定期抽查的记录 2. 有医疗废物管理处置设施的卫生学效果监测，评价效果存档	15	不开展监督检查扣 1 分（以记录为准）；不开展卫生学效果监测不得分

附表 6-5　后勤感染管理质控评分标准

项目	考核标准	分值	评分标准
（一）制度与培训	1. 制定并落实各项规章制度，有清洁卫生消毒制度，定人负责 2. 组织工作人员进行相关感染管理知识培训，每年至少 1 次	10	无制度扣 1 分；消毒管理无责任人扣 1 分；未与护理院考核挂钩扣 1 分；提问相关知识回答不完整扣 1 分；未参加培训每人次扣 1 分
（二）布局与环境	1. 食堂食品卫生，生、熟分开放置 2. 餐具必须消毒 3. 有封闭式下送车，餐车无油污 4. 有洗手设备 5. 开饭前先洗手、穿围裙、戴袖套、戴口罩，在操作中不用手直接抓食物，做好个人防护	10	实地查看：有一项不符合要求扣 1 分
（三）设备层	环境整洁，滤网定期清洗、维护、更换	10	有一项不到位扣 2 分

续表

项目	考核标准	分值	评分标准
（四）物品的清洗、消毒	1. 洗衣房物品清洗程序符合规范要求 2. 正确选择清洗方法 3. 基本清洗装置、烘干设备、有操作台和清洁物品储存设施 4. 清洗处理各类物品过程符合有关规定	20	一项不符合要求扣1分
（五）洗衣房	应有消毒池，对污染的被服用1000mg/L有效氯消毒液浸泡1小时后再清洗	10	有一项不符合要求扣1分
（六）织物管理	收送布类车子应分开，回收被服后的车辆用消毒液擦拭后备用，并有专人负责	10	有一项不符合要求扣1分
（七）污水管理	污水的处理应符合排放的标准，定时检测有记录	10	记录不完整缺一项扣1分；无维修登记扣1分；不监测扣2分
（八）医疗废弃物管理	医疗废物按照《医疗废物管理条例》进行处理	20	医疗废物暂存地分类、封口、标识，一项不符扣2分

注：考核需要现场查看

（陆燕玲）

第 7 章

护理院后勤管理

第一节 概 述

一、定义

（一）后勤工作

后勤工作又称总务工作，是为单位职能活动正常进行而提供的以服务保障为目的的工作。

（二）后勤管理

后勤管理是指后勤各级管理人员遵循市场经济发展规律和护理院工作的客观规律，对纳入护理院后勤管理范围的财务、基建房产、物资设备、环境环保，以及护理院医疗和其他工作正常运转，所需供给事物和后勤人力资源的管理总和。

二、后勤管理的内容

（一）餐饮管理

分患者的营养餐的管理、工作人员的餐饮管理及外来人员的餐饮管理 3 个部分。

1. 营养餐的管理　按照《护理院营养科评价标准》，每一位入住老年人 24 小时之内均应完成营养评估报告，护理区护士长负责监督执行。

2. 工作人员的餐饮管理　严格实行分餐制，工作人员不允许着工作服进入餐厅，就餐前必须洗手，如护理区发现传染性疾病，工作人员的就餐实行送餐制，并由食堂管理人员（食堂指定质控人员）负责监督执行。

3. 外来人员的餐饮管理　除按照工作人员就餐管理外，还可以提前一日进行个性化订餐，保证老人家属探访时的家庭团聚需要，确保餐饮质量的满意度。

（二）驾驶员及车辆管理

驾驶员及车辆管理包括救护车、商务车、运输车、轿车及驾驶员管理。

1. 驾驶员

（1）驾驶员必须持证上岗。

（2）培训：驾驶安全知识及车辆维护知识的培训，1 次 / 月，由护理院车辆调动中心负责人监督执行。

2. 车辆的日常维护管理　每辆车必须维护保养，并有保养记录。

3. 车辆的日常出勤管理

（1）普通用车采取派车单制度，部门用车需提前 1 日预约登记，填写派车单。

（2）急用车：由护理区主任填写派车单，调度中心值班人员安排车辆。

4. 车辆的维修

（1）总务科、考核办每季度对车辆的维修及保养情况核定一次，并公布结果。

（2）因驾驶员使用不当造成的机械修理费用，由驾驶员本人承担。

（3）弄虚作假产生的修理费用除由当事人承担外，并处修理费 2 倍的罚款。

（三）水、电、气及工作人员的管理

水、电、气及工作人员的管理（表 7-5）包括以下几个方面。

1. 法律法规执行管理：严格按照国家相关法律法规，结合护理院的实际情况，保证日巡检维护、计量管理、节水节电节气措施的落实，由主管院长负责监督落实执行。

2. 实行责任制：以各科室为单位，实行责任制管理，由部门负责人监督执行，总务科负责检查，1 次 / 月，其结果与本科室上个月用量进行比较，根据使用量的多少进行适当的奖励和惩罚，并公布检查结果，报财务部门进行绩效考核。

3. 安全管理

（1）水、电、气管路的检查：定期检查水、电、气管路是否完好，至少 1 次 / 月，并有检查记录，对查出的安全隐患要求有整改记录。

（2）突发停水、停电、停气情况：总值班要求 5 分钟之内必须到场处理，启动备用电源，保障各项设备正常运转。

4. 人员培训

（1）安全知识培训：全体员工至少 2 次 / 年，新员工必须进行岗前培训，为期 7 日。

（2）业务技能培训：分等级进行相应的技术培训，一个季度至少 1 次，并有培训记录。

5. 服务理念培训：主要针对总务工作人员，树立"安全第一"的理念，并时刻提醒自己，做好老人的服务安全保障工作，1 次 / 月。

6. 技术人员持证上岗。

（四）污水处理站的管理

1. 严格执行国家关于《医疗污水排放标准》的要求。

2. 护理院感染控制科定期对污水处理进行检测，1 次 / 月，并有检查记录。

3. 污水处理站工作人员要进行相关知识的培训，包括岗前培训，并定期进行相关知识的培训，1 次 / 季度，并有培训记录，污水处理站管理员要持有国家建设劳动学会颁发的职业技能岗位证书。

4. 工作人员定期进行体格检查，一般 2 次 / 年。

5. 总务科对污水处理设施每天进行巡检，并有记录。

（五）垃圾系统管理

垃圾系统管理包括生活垃圾、医疗垃圾及餐厨垃圾处理。

1. 医疗垃圾的管理　按照《医疗废物管理条例》要求，由护理院感染控制科牵头，总务科执行，检查是否按照医疗垃圾处理规范执行情况 1 次 / 月，并有记录。

2. 生活垃圾的管理　总务科应安排专人负责清理，由总务科负责监督执行，并与环卫部门签订垃圾处理合约，每天检查垃圾存放是否在指定地点，是否进行清理，是否有专人对垃圾桶和场地进行冲洗和消毒。

3. 餐厨垃圾管理　按照国家相关管理规定，与环卫部门签订餐厨垃圾中转协议，应该有指定的存放地点，总务科负责监督执行，每天检查，并有检查记录。

（六）消防安全管理

消防安全管理包括消防控制系统、消防设施设备的维护及隐患排查记录。

1. 消防监控系统的管理　护理院要设置消防监控管理员岗位，至少4人，并持有消防行业特有工种职业技能证书，总务科负责每天检查，监控室24小时双人双岗值班执行情况，消防重点部位点检，并做好相关记录。

2. 消防设备的维护与管理　总务科对护理院各区域的消防设施进行定期检查，1次/月，并有检查记录。

3. 消防演练　组织全体员工定期进行消防培训及演练，至少每年2次，并有培训记录。

（七）特种设备管理

常用的特种设备包括电梯管理及液氧储存罐的管理。

1. 电梯管理　首先单位使用的电梯应具备相关部门验收合格证书，并与维保单位签订维修保养协议，要有年检证书，如有问题，维保单位30分钟之内必须到场，进行维修。

2. 液氧储存罐的管理　总务科每日进行液氧用量的巡查和记录，存放地方要具备防火、防油、防震的条件，储存地要有警示标识。

（八）空调管理

1. 空调保养　总务科负责定期对空调进行清洗保养，2次/年，即冬季和夏季使用空调前进行清洗保养，并有保养记录。

2. 空调系统节能运行管理　根据国家相关规定，空调温度设置夏季24～26℃，冬季22～24℃，每年空调开启时间进行统一规定，做好节能减排，绿色运行保障。

（九）物资管理

物资管理包括医疗物资管理、维修配件管理及日用耗材管理。

1. 物资管理必须设专人管理，定期检查物资有效期，每月盘点1次，坚持"先进先出"的原则，过期物资要报废处理。

2. 信息系统的物资要有明细，维护要不断更新。

3. 日用消耗品的管理由各部门指定管理人员申领和发放，并与前一个月的用量进行比较。

4. 使用频率较高的维护配件要有一定余量，更换的配件必须建立台账，并有申请维护部门负责人签字，总务科每月1次进行维修配件清点。

（十）其他管理

1. 布草的管理：必须设置专人管理，实行"下收下发"制度，即派专人下护理区收集更换的布草，送洗涤公司清洗消毒后，取回下发至各护理区，护理院需与洗涤公司签署协议。

2. 各区域必须设置保洁人员，至少一人，负责任区卫生的清洁及消毒，总务科及护士长负责监管，1次/日，并有保洁记录签字。

3. 绿化需要设置专人管理，定期修剪花草树木，1次/季，并进行灭杀管理，2次/年。

第二节　后勤管理的组织架构与考核方法

一、后勤管理组织架构

院长为后勤管理第一负责人，副院长协助，总务科负责执行监督，质控管理委员会结构如图 7-1。

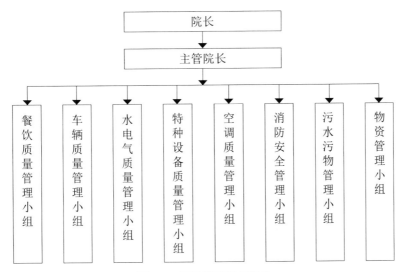

图 7-1　后勤管理组织架构

二、后勤质量管理考核方法

（一）质控管理委员会管理措施

1. 质控管理委员会活动 1 次 / 月。

2. 督促后勤科组织质量检查，并将每月检查结果汇总至质量管理控制办公室。

3. 组织对后勤服务质量管理重点部门、关键环节和薄弱环节开展质量专项检查与评估 1 次 / 月，发现问题及时反馈，督促整改落实。

（二）质控小组管理措施

1. 各部门成立质量小组，将日常检查与随机抽查、重点检查与全面检查相结合。

2. 每月对各部门服务质量进行检查评价，检查评价结果在对各班、组及后勤职工的考核中加以应用，并对存在问题反馈改进，重大问题提交分管院长协调解决。

3. 每季度召开 1 次后勤科质量分析例会，总结分析季度内后勤服务质量存在的问题，制定整改措施。

4. 重大质量问题提交分管院长牵头协调解决。

5. 后勤质量管理考核见表 7-1 ～表 7-5。

表 7-1 食堂管理考核

项目	检查具体内容	评分标准	检查结果	分值	得分
伙食质量	1.面粉、大米、食用油、肉等主要食品原料必须从正规渠道进货，所购物品必须有供方的营业执照、食品卫生合格证和健康证，有采购食品台账。蔬菜要求新鲜、洁净无污染。食堂采购的不需加工食品必须达到卫生标准要求，要标有生产日期及保质期限，无霉变、异味现象	有一项不合格扣2分。如出现采购质量问题护理院根据造成的经济损失给予相应处罚		10	
	2.食物中出现杂物、不熟或口感较差现象	有一项扣1分，有人举报1次扣2分		5	
	3.中、晚工作餐，荤、素营养搭配合理，种类不少于3种	每少1种扣2分。荤、素营养搭配不合理扣2分		5	
	4.不允许出售隔夜饭菜，超过规定用餐时间出售的饭菜必须加热	出现质量问题每次扣2分并根据造成经济损失给予相应处罚		5	
	5.高、中、低档菜搭配合理，明码标价，饭菜的分量和价格要合理	无明码标价或实际价格不附，扣3分，超过限价或质价比不合理扣2分		5	
	6.饭菜及主食品价格由护理院审定后确定，不准擅自上调价格。如需上调可上报护理院审批后执行	擅自变更价格1个品种扣1分		5	
服务质量	1.炊事人员必须持有效的健康证上岗，定时检查，在加工及出售食品时需穿戴整洁的工作服、工作帽并将头发置于帽内，并挂牌上岗	无健康证并没定期检查1人扣2分，没穿工作服、工作帽及挂牌上岗发现1人次扣1分		10	
	2.炊事员必须保持整洁，不准佩戴首饰，两手干净，操作食品时禁止吸烟、挖鼻孔、打喷嚏等行为	发现1人次扣1分		5	
	3.出售食品时，佩戴口罩，不能用手直接接触食品，需使用食品夹或一次性手套	发现1人次接触食品扣1分		5	
	4.食堂服务人员在服务过程中，要耐心解答、微笑服务，不得发生争吵、打骂等不文明行为，有问题反映相关管理部门解决	发现1人次不文明行为扣2分。有人举报1人次扣5分。如出现恶劣事件护理院将根据造成影响对当期考核结果做出调整		10	
	5.按护理院规定时间开饭，按时回收餐具	未能按时开饭或按时回收器具出现1次扣1分		5	

续表

项目	检查具体内容	评分标准	检查结果	分值	得分
卫生标准质量	1. 工作间无苍蝇、老鼠，防蝇、防鼠、防尘设备齐全、有效	发现苍蝇 1 次扣 1 分、老鼠 1 次扣 2 分，无防蝇、防鼠、防尘设备扣 2 分		5	
	2. 原料、半成品、成品的加工、存放及使用容器是否存在交叉污染，并有明显的区分标志，生、熟食品分开，食品存放分类分架，无过期、变质食品	存在交叉污染并无明显的区分标志扣 2 分，生、熟食品未分开且食品存放没有分类分架扣 3 分		6	
	3. 工作间卫生清洁，地面干净、无积水、无杂物，操作台及灶台及售饭台卫生整洁。就餐场所地面及桌椅每日清扫，地面整洁，桌椅洁净无油污	有一项不清洁扣 1 分		8	
	4. 炊具、餐具、菜具、熟食容器定期消毒并保持清洁，做到"一洗二清三消毒四隔离"	无消毒作业减 2 分，不定期减 2 分		5	
食堂管理	食堂应建立严格的安全保卫规定，严禁非食堂人员随意进入食堂的食品加工操作间及原料仓库	不按食品安全工作规定执行扣 2 分。发现非食堂人员随意进入食堂 1 次扣 1 分		4	
	对外聘炊事员及其社会关系进行严格审核，对所聘炊事人员进行实名登记管理。并对所聘炊事人员在业务及工作态度等方面进行管理	所聘炊事员无审核及未登记管理扣 1 分，对所聘炊事人员管理不力扣 1 分		2	

表 7-2　食堂满意度调查

饭菜质量（30 分）			服务态度（30 分）			卫生状况（30 分）			饭菜价格（10 分）		
满意	基本满意	不满意	满意	基本满意	不满意	满意	基本满意	不满意	满意	基本满意	不满意
30～25	25～20	20 分以下	30～25	25～20	20 分以下	30～25	25～20	20 分以下	10～8	8～5	5 分以下
得分			得分			得分			得分		

调查人：　　　　　　　总得分：　　　　　　　日期：

表 7-3   车辆管理绩效考核表

考核项目	考核指标	评分标准	权重	考核得分
车辆日常管理	车辆完好率	1. 达到 95% 以上，得满分 2. 每低于目标值 1%，扣 1 分	15%	
	车辆利用率	1. 达到 98% 以上，得满分 2. 每低于目标值 1%，扣 1 分	15%	
车辆调度	出车及时率	1. 达到 98% 以上，得满分 2. 每低于目标值 1%，扣 1 分	10%	
	因车辆调度不力而影响工作的次数	1. 无调动不力的情况，得满分 2. 因调度问题影响工作，一次扣 0.5 分	5%	
车辆安全	安全事故发生次数	1. 无安全事故发生，得满分 2. 只要出现一次安全事故，该项不得分	10%	
	交通违章总次数	1. 无交通违章情况发生，得满分 2. 每发生一次违章，扣 0.5 分	10%	
用车成本控制	车辆维修成本	1. 控制在预算范围内，得满分 2. 每高于预算 10%，扣 1 分	10%	
	每百公里耗油量	1. 在预算油耗内，得满分 2. 每高于目标值 1 升，扣 1 分	10%	
车辆手续办理	车辆手续齐全状况	1. 所有办公车辆手续齐全，得满分 2. 每发现一辆车手续不全，扣 1 分	10%	
员工管理	核心员工流失率	1. 控制在 10% 以内，得满分 2. 每高于目标值 1%，扣 1 分	5%	
考核得分：				
评分标准	90 分（含）以上为优秀；80～89 分为良好；70～79 分为尚可 60～69 分为需改进；60 分以下为不称职			
计算公式	考核得分 = 自评得分 ×15%+ 上级评分 ×70%+ 下级评分 ×5%+ 同级评分 ×10%			

被考核人	考核人	复核人
签字： 日期：	签字： 日期：	签字： 日期：

表 7-4　司机质控考核表

考核项目	考核指标	评分标准	权重	考核得分
出车任务	出车率	1. 达到 100% 以上，得满分 2. 每低于目标值 2%，扣 1 分	15%	
	出车及时率	1. 达到 98% 以上，得满分 2. 每低于目标值 1%，扣 1 分	10%	
安全驾驶	驾驶安全事故的发生次数	1. 无驾驶安全事故发生，得满分 2. 只要出现一起安全事故，该项不得分	15%	
	车辆违规次数	1. 无车辆违规情况发生，得满分 2. 每出现一次违规，扣 1 分	15%	
车辆维护	车辆维修费用	1. 控制在预算范围内，得满分 2. 每高于预算 1%，扣 1 分	15%	
	每百公里耗油量	1. 在预算油耗内，得满分 2. 每高于目标值 1 升，扣 1 分	10%	
出车记录	出车记录完整率	1. 达到 98% 以上，得满分 2. 每低于目标值 1%，扣 1 分	10%	
	出车记录准确率	1. 达到 95% 以上，得满分 2. 每低于目标值 1%，扣 1 分	10%	
考核得分总计				
评分标准	90 分（含）以上为优秀；80～89 分为良好；70～79 分为尚可 60～69 分为需改进；60 分以下为不称职			
计算公式	考核得分＝自评得分 ×10%＋上级评分 ×80%＋同级评分 ×10%			
被考核人		考核人		复核人
签字：　　日期：		签字：　　日期：		签字：　　日期：

表 7-5　护理院后勤管理质量评价体系与方法

项目	考评内容	要求与说明	评分标准
否定指标	1. 利用职务之便谋取个人利益 2. 贪污受贿 3. 出现伪劣产品造成护理院重大经济损失 4. 玩忽职守造成重大人员、财产及经济损失	1. 被上级主管部门查处或被投诉 2. 被新闻媒体曝光 3. 贪污或造成经济损失总价值在 1 万元以上 4. 直接经济损失在 2 万元以上	凡出现 4 项中任意一项，该科室当月质控考评为 0 分

续表

项目	考评内容		要求与说明	评分标准
日常工作指标（15分）	1. 每天重点工作记录 2. 每月部门会议记录 3. 每月1次业务学习记录 4. 职工在岗情况 5. 水、电、能源节约情况 6. 每月专项满意度达95%以上 7. 年度目标管理		1. 查看每天工作记录 2. 查看会议记录本 3. 查看业务学习记录本 4. 人事部负责抽查 5. 后勤管理负责抽查 6. 针对服务对象的专项满意度调查，由质量管理部门负责调查 7. 半年考察进度，年终考察结果	1. 每缺1次扣0.5分 2. 每缺1次扣0.5分 3. 每缺1次扣0.5分 4. 迟到早退1人次扣1分，脱岗1人次扣3分 5. 每单项1次扣1分 6. 每降低1%扣0.2分 7. 未达标扣1～5分
制度与学习（15分）	1. 建立健全部门的各项规章制度。下列制度必须具备：①部门各级人员岗位职责。②部门工作制度。③部门内部质量管理制度。④护理院后勤管理制度 2. 业务学习与提高；①建立完善的职工业务学习制度与规划；②每年接受教育培训部组织的学习与考试；③每年参加国家级或省级各类工种资质考试；④撰写学术论文并在国家、省、市级专业杂志发表		1. 所列出各项必需制度要求在3个月内建立健全 2. ①按护理院职工政治学习安排或部门自定学习计划，重点是相关基础知识、法律法规、卫生政策等专业知识的学习；②参加考试人员合格率达到95%以上；③每年组织技术工人参加国家级或省、市级各类工种资质考试，直至获得资质证书为止；④每年撰写学术论文并在国家、省、市级专业杂志、报刊发表或相关会议上交流至少1篇	1. 每缺一项扣3分 2. 每降低1%扣0.2分 3. 无人参加考试，无人撰写论文扣2分
执行力（40分）	部门办公室	1. 周、月、年度后勤管理部做计划 2. 制定经费开支年度预算 3. 处理应急突发事件 4. 负责护理院后勤经费预算、物资供应、能源管理、房屋及水电维修、院容绿化等后勤保障服务工作 5. 负责后勤部门职工的政治业务学习、劳动纪律和工作质量的监管、工作任务的完成 6. 深入一线，了解各部门的需求，及时满足一线需要 7. 为护理院临时性需求提供服务保障	1. 查看计划，并按计划考评 2. 根据护理院的需求编制，并报院领导批准后按预算编制执行 3. ①有突发事件应急预案；②每半年演练1次并有记录；③保证护理院双电源供应；④查看对突发事件的配合与完成情况 4. ①严格按预算编制管理经费厉行节约，超过10%需说明原因；②物资采购必须按护理院有关规定实行招、投标制，必须具备申请、审批、采购、合同及验收的相关资料 5. ①各班组及工作单元每月必须分别到各班组进行院规、院训、爱岗敬业、奉献等政治思想教育，并有记录；②每月1次业务学习，各班组要有记录；③每半年组织各技术班组进行技术演练，并有记录 6. 每月必须分别到各一线科室实地了解需求，及时沟通主动解决问题 7. 听取服务对象的意见，了解完成护理院临时性任务的情况	1. 每缺一项各扣3分 2. 未达要求扣2分 3. 每缺一项各扣2分 4. 不能说明原因，不能出具相关资料每缺一项扣2分 5. 每缺一项各扣1分 6. 未按规定及时到各科室解决问题扣2分 7. 未完成任务扣2分

续表

项目	考评内容	要求与说明	评分标准
能源办	1. 负责护理院的能源（水、电、天然气）管理工作 2. 负责各部门能源核算 3. 掌握护理院能源消耗情况，做好资料、报表及各类能源数据的统计工作	1. ①每月工作记录；②每月政治学习和业务学习记录；③职工考勤表；④保障能源24小时处于正常工作状态；⑤保障能源安全，对突发事件有紧急处理方案；⑥负责对全院能源的违规使用及浪费进行检查，每月15日前必须向质量管理部分别提交至少一个部门水、电、气浪费名单（包括临床、医技、行政、后勤） 2. 每月10日前必须提交各科室前一个月能源核算表 3. 做好统计报表工作及说明书，分析能源使用情况，提出节能措施及能耗整改意见	1. 每缺一项扣1分，延迟一天扣0.2分，以此类推 2. 未提供、未及时提供报表扣2分 3. 未达要求扣1分
维修组	1. 负责全院总务维修 2. 负责全院房屋维修	①每天工作记录；②每月政治学习和业务学习记录；③职工考勤表；④维修人员必须实行专人分片区、科室负责；⑤每次维修必须填写维修记录；⑥维修材料的领取必须专人进行统一登记；⑦每周主动到各部门对所维修的项目进行检查及维护，并有记录；⑧每月对动力设备如配电、电机、水泵、锅炉、气泵、电梯、空调、消防设备等进行维护和保养并有记录	每缺一项各扣1分
库房组	负责全院的库房管理	1. 每天工作记录 2. 每月政治学习和业务学习记录 3. 职工考勤表 4. 入库、出库实行计算机管理，每月对入库、出库实行计算机管理，每月对入库出库进行盘点核对，做到账、卡、物相符，并有记录 5. 保障每周工作日全天开放 6. 每周必须到一线科室，了解物资需求情况，主动服务做到下发、下送、下收 7. 做好突发事件急需物资的发放工作 8. 合理规划物资的库存量，在实现计算机管理后逐步做到"零"库存	每缺一项各扣1分

续表

项目	考评内容		要求与说明	评分标准
	其他	1. 负责护理院电梯工作 2. 负责护理院锅炉工作 3. 负责护理院洗涤工作 4. 负责护理院绿化工作 5. 负责护理院氧气站供氧工作 6. 负责护理院污水处理工作 7. 负责护理院垃圾处理工作 8. 负责护理院车辆管理工作	1. 各班组每天工作记录 2. 各班组每月政治学习和业务学习记录 3. 各班组职工考勤表 4. 各班组必须严格按照各自操作规程进行规范操作 5. 严禁违规操作，杜绝事故发生 6. 各班组需有应急突发事件的处理方案 7. 每周必须对所负责的机器设备进行检查，发现异常，立即报告 8. 对电梯、锅炉、供氧、浆洗等机械操作，操作人员必须在工作台面，严禁操作人员远离工作台面	每缺一项扣1分
成本与节约 （20分）	1. 后勤部门执行人均总支出，办公用品消耗，电话费，用车公里数每月结算制，年度总结算制 2. 后勤部门人员外出学习、考察、参观，执行目的、落实、效果反馈制 3. 管理系统的引进必须严格执行可行性报告制度		1. 根据每月15日前财务部提供上月结算数据为基数，以近2年的平均数×80%为准 2 考察参观后3个月内必须提交本次考察在护理院的执行情况及效果，每年不超过两次 3. 提倡自主研发，不反对引进，但引进的管理系统必须按可行性报告执行，结果与责任人挂钩	1. 每增加10%扣0.5分 2. 违反规定扣1～3分 3. 引进后未执行扣3～5分
缺陷管理 （10分）	1. 违规操作，造成人员、财产损失 2. 工作敷衍 3. 服务态度差 4. 违反院纪院规		1. 被相关部门及人员认定 2. 遭致投诉或相关部门反映	违规者扣1～2分

（杭元凤　倪琪峰）

第 8 章

护理院财务管理

第一节 概 述

一、定义

（一）财务管理

财务管理是指为实现良好的经济效益，在组织企业的财务活动、处理财务关系过程中，所进行的科学预测、决策、计划、控制、协调、核算、分析和考核等一系列经济活动过程中管理工作的全称。

（二）财务分析

财务分析是以财务报告和其他相关资料为基础，通过计算财务指标，对财务状况和经营成果进行对比分析，进而揭示出经营中的利弊得失，并以此预测未来发展趋势，为改善财务管理现状和经营决策提供重要的信息，是经营管理中非常重要的一个环节。

二、护理院财务管理的内容

它包括财务人员管理、财会人员交接班管理、账号、现金、支票管理。

（一）护理院财务岗位设置

按照最新的《会计法》及《会计制度》的相关要求，至少设置财务主管 1 人，出纳 1 人，根据财务业务往来需要，可增设辅助会计。

（二）护理院收入管理

护理院的收入包括床位费收入、医疗收入、长者服务收入及政府补助等。

1. 收入确认的原则 权责发生制确认，现阶段护理院的收入分为两种形式：一是现金收入，二是医保结算或欠账造成的应收账款。

（1）建立健全账簿：对于现金收入要及时清算，同时完善账簿登记和审核的流程，确保收入记录的准确性。应收的收入款项，要及时登记入账，定期进行账龄分析管理。

（2）账目催缴：对于拖欠已久的收入要及时催缴，防止坏账的发生。

2. 结账管理 护理院的消费结算应有明确的时间性，以及完善周到的结账服务体系，做到记账准确，结账清晰。出院时，收费人员进行费用审核，防止多收、漏收及错收的情况发生。

3. 多样化的收款渠道管理 可采用银联刷卡、支付宝、微信等平台方式进行结算，实现多样化的收费渠道，专人负责账目的核对工作。

（三）护理院的税金管理

1. 非营利性护理院　对符合条件的民办福利性、非营利性养老机构取得的养老服务收入，按规定免征增值税、企业所得税；对经批准设立的民办养老机构内专门为老年人提供生活照顾的场所免征耕地占用税。

2. 营利性护理院　可以免征增值税，但需缴纳企业所得税。护理院的税金日常管理工作中，相关财务人员要了解国家的政策和税收优惠的具体细则，针对符合免税或减税的收入项目，能够正确申报。但正常缴纳税金的收入部分，也要做好税收筹划，按照税收政策法规的导向，预先选择税收利益最大化的纳税方案，安排好日常的经营活动，做到正确理解政府税收思想和税法原则，减少税收负担，节约纳税现金流出。

（四）护理院利润的管理

1. 利润的计算公式

（1）营业利润＝营业收入－营业成本－营业税金及附加－销售费用－财务费用－管理费用－资产减值损失＋公允价值变动收益＋投资收益

（2）利润总额（或亏损）＝营业利润＋营业外收入－营业外支出

（3）净利润＝利润总额－所得税

2. 利润的分配　对于最终取得的净利润，应当按照国家的相关规定和护理院内部的决议进行分配。本年度实现的净利润加上年初未分配使用的利润即为当年可供分配的利润。为了有计划地积累资金，满足日后护理院运营需求及扩大规模，可以按照规定提取盈余公积。若发生亏损，可以用以后年度实现的利润弥补，也可以用以前年度提取的盈余公积来弥补。若以前年度亏损未弥补完，则不能相应提取法定盈余公积。除弥补亏损的功能外，盈余公积还可以作为转增资本的来源。

（五）护理院成本费用的管理

1. 护理院成本费用的内容　包括人员成本、维修和维护成本、其他非人员现金成本及资本成本4个方面。

（1）人工成本：人工成本在护理院的成本结构中占据很大比重，约占50%。影响人工成本的两大因素为工资率水平和员工工作时长。

1）工资率水平：需结合当地的社会平均工资与最低工资水平，对于拥有不同技术职称及行政等级人员的工资，要予以区分并制订合适的薪资标准。

2）员工工作时间：与护理院中不同自理能力的老人护理所需要时间相匹配，通常按周工作时间的方法，利用每人每周护理时间计算，可以提高护理院的服务质量，特别是针对政府购买养老服务时，能够确定基本的服务质量标准和补贴支付标准。

（2）维修和维护成本：包括维护资本性支出成本和维修维护成本，维护资本性支出的核算需要按照支出原因（如新建、改扩建）和规模平均摊到每床位，核算过程需要考虑不同地区和机构类型资本性支出水平的差异。

（3）其他非人员现金成本：主要包括医用物资消耗、生活物资消耗与能源消耗（水、电、暖、气和通信）等。

（4）资本成本：在制订合理的收费标准时，需要充分考虑到资本的投资回报因素。投资护理院，投入的资本包括征地补偿、基础设施投入、娱乐设施及医疗设备投入，由于地区差异和机构投资主体的差异，这一部分的核算也呈现出明显差异。同时，按照会计准则的要求，所有的固定资产需要计提折旧，其中房屋折旧会受到价值的变动影响。若发生房屋增值，在固定资产重新估价后抵消之前的累计折旧的一部分。

2. 护理院成本费用的控制方法

（1）预算控制：让预算成为各部门工作的目标、协调的工具以及控制和考核的依据。

（2）定额控制：主要消耗指标控制的方法，为核心成本费用指标实施定额控制，进一步保证预算的完成。

（3）建立健全成本控制机制：明确各部门在成本控制工作中的职责，配合日常考核制度及奖惩制度，调动员工节约成本、降低消耗的积极性。

（4）标准成本法控制：结合市场调研和自身的运营成本情况，制定成本（费用）的标准值，对于每个成本费用项目，拟定标准价格和耗用量标准，并做好与实际成本差异的分析，找到差异的形成原因，做好动态成本管理工作。引入保本点分析法（或成本量利分析法），了解企业的盈亏平衡点，对于护理院日常营业收入应取得的数量额度进行界定。

（六）护理院存货与采购管理

1. 护理院存货的管理　存货包括药品、卫生材料、食品原材料以及低值易耗品、日常生活用品，如床单被套，洗漱用品，餐具等，必须保证存货安全，进行正确计价并保持账实相符，合理揭示存货方面的财务状况。

（1）保管制度：仓库环境控制，特别是一些有特殊储存要求的药品和食品原料，保证一定的仓库温度和湿度。通过建立保管责任制度，设置专门的保管人员，明确工作职责范畴，落实保管的经济责任和必要的安全防护措施，钥匙管理落到实处，并加强防火防爆等方面的管理控制。

（2）存货收发和计量制度：各种存货的收入、发出必须根据有关业务凭证办理，签字盖章手续齐全，并结合自身具体情况选择存货发出计量的会计方法。

（3）实地盘点制度和永续盘存制互相补充：易腐、易变质、易过期的产品，需要实地盘点制度，减少腐烂变质、过期失效现象的发生。定期和不定期盘点结合，配合财务会计中的永续盘存制，及时揭示存货保管储存过程中可能出现的差错和舞弊行为，落实保管人员的实务责任，保证账实相符。对于账实不符的情况，及时在"存货盘点表"中进行反映，对盘盈、盘亏和毁损变质的存货要及时查明原因，填写报告单，说明原因，提出处理意见，报请相关负责人审批，再交由财务部处理。

（4）通过购买保险降低风险：通过购买相应保险，降低发生存货以外损失的风险，降低损失。

2. 护理院采购管理　护理院采购工作涉及各个部门，如使用部门都希望能够尽快收到自己申购的物品；而采购部门则希望用最少的精力买到所需物品；仓库保管部门则要求控制采购批量，降低库存压力；财务部门则希望减少付款或推迟付款，以此降低资金成本和资金需求的压力。

（1）稳定原材料质量：不论是药品、卫生材料、食品还是生活日用品，质量是根本。采购部门的工作是保证质量的第一关，要严格把控质量关，设置质检岗位和程序，保证存货质量符合护理院的需求。

（2）最佳采购时间和最佳批量：合理安排协调使用部门及仓储部门申购时间周期和数量，采用财务管理中最佳批量模型测算出最佳采购时间和最佳批量，以配合其他各个部门的工作，也达到节约资金提高效率的目的。

（3）合理采购价格：慎重选择供应商，通过货比三家、试探性洽谈等方式正确选择供应商，通过询价、比价的方式，保证采购价格的合理。此外，可以积极发挥规模经济效益，降低采购价格，做到以销定购，防止存货积压和浪费。

（4）建立稳定的购货网络平台，与供应商之间建立长期合作关系，减少中间商的介入，从而降低成本。

（5）大宗物品或经常性采购，采取公开招标的方式。

（6）选择恰当的支付方式，如现金支付、定期支付货款或滚动式付款（即收到下一批货物时支付上一批货款）等形式，权衡利弊，尽量选择赊销政策的支付方式，要注意不能因为赊账期过长，而失去未来价格上的优惠。

3.护理院采购管理的基本流程（图 8-1）

（1）使用部门提出物品需求计划，上报至采购部门或仓储部门。

（2）仓储部门根据物品的现有储存量和使用部门的需求量，提出某一时期的计划采购量，上报采购部门。

（3）采购部门汇总使用部门上报的需求量和仓储部门上报的采购量，编制采购计划，提交财务部审核。

（4）财务部门需要权衡资金需求量和供应量的关系，并与有关使用部门协商后，提出某一时期的采购资金需求计划，报院长审批。

（5）院长考虑予以批准，必要时会召开各部门负责人协调会，综合调整并付诸实施。

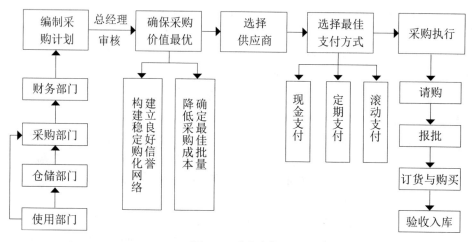

图 8-1　采购流程

（七）护理院现金流日常管理

现金流分为收款管理和支出控制。

1.现金支出原则：本着积极控制、争取延缓支出的原则，最大限度地利用资金的时间价值，运用"现金浮游量"，即当银行存款账面余额与银行的企业存款账余额出现差额，如从护理院开出支票，到收款人前往银行兑付，中间会有时间差，这段时间即为"现金浮游量"，若能充分利用，则会带来相当可观的经济效益。

2.支出时间：在不影响信誉的前提下，采用一定措施延缓应付款的支出时间，对存在现金折扣情况的应付款，可以通过计算和比较现金折扣成本及筹资成本，做出是否利用现金折扣的决定。同时，保证现金的灵活调度，可以随时应付各种临时需要的现金，降低因现金持有不足带来的短缺成本和机会成本的增加。

3. 工资支出：专设一个工资发放的存款账户，并对每一段时间内需要支付的工资进行合理预计和结算，将相对准确的金额定期转存入工资账户，保证工资的按期支付，尽量减少工资账户对现金的占用。

4. 库存现金：包括人民币现金和外币现金，存放在会计部门，由出纳人员保管，用于日常零星开支。

5. 银行存款：除了日常留存用于日常零星开支使用的现金外，其余部分都存入结算存款户。

6. 规范现金审批手续及现金的使用范围。

7 其他货币资金：是除了库存现金和银行存款以外的其他各种货币资金，如外埠存款、银行汇票存款、银行本票存款、信用卡存款等。

（八）护理院财务分析

财务分析包括以下几个方面（图 8-2）。

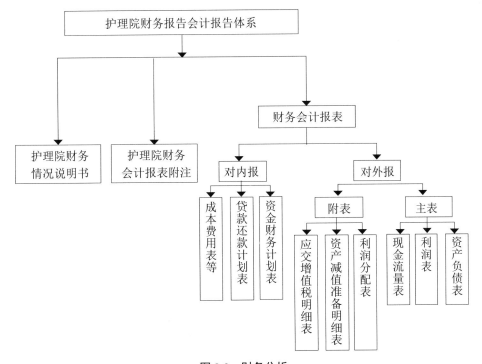

图 8-2　财务分析

1. **财务会计报告及信息特征**　财务会计报告又称会计报告，根据我国财政部制定的《企业会计准则》规定，财务会计报告由财务会计报表、财务报表附注和财务情况说明书组成。

（1）**财务会计报表**：是主体和核心，它以护理院日常发生的经济业务为依据进行会计核算，并按照规定的格式和要求定期编制并对外披露，以货币价值为计量单位，形成能够概括反映护理院财务状况、经营成果和现金流量的书面文件。

（2）财务报表附注：作为对财务报表的补充和解释，财务报表附注是必不可少的一部分，它会针对报表的编制基础、编制依据、原则方法及主要项目进行解释。特别是涉及金额大或影响较为深远的项目，则一定要在附注中以文字的形式配合说明，旨在向报表使用者提供客观且不具误导性的信息。

（3）财务情况说明书：当涉及报告期相关重大项目的补充说明时，则需要反映在财务情况说明书中。

以上 3 个财务报告组成部分互为补充，共同成为一个整体。

2. 护理院财务分析方法　财务报告的信息使用者通常希望借助报告中的内容分析达到 3 个目的：评估过去经营的绩效；衡量评价运营现状；预测未来发展趋势。为了实现以上目标，常见的分析方法有以下几种。

（1）趋势分析法：将两期或两期以上的财务报表互相比较，从而显示护理院财务状况的消长以及潜在的获利及发展能力，对于经营成果和管理效率趋势也能够做出一定的判断，具体在使用中会基于项目价值绝对数字的增减变动趋势，百分率增减变动和图解法等，其计算公式为：

绝对金额增减额＝报告期水平－基期水平

$$百分率变动增减指标＝\frac{报告期水平－基期水平}{基期水平}×100\%$$

（2）财务指标分析法：编制财务报表时，每一张报表之间也存在着勾稽关系。因此，借助于系统的方法，通过对相关财务指标计算，揭示护理院偿债能力、营运能力、营利能力和发展能力。

1）偿债能力指标：包括流动比率、速动比率、现金比率及资产负债率，通过对比行业平均指标值或对标经验值，反映企业对于现有负债款项（包括长期和短期负债）的偿还能力的强弱。

2）营运能力指标：包括应收账款周转率（期）、存货周转率（期）、流动资产周转率、固定资产周转率和总资产周转率，这类指标越高则反映企业的资金利用效率越高，同样资金的回笼能力则越强，反映企业管理人员的管理水平。

3）营利能力指标：包括净资产收益率，营业净利率，营业毛利率等，既能揭示获得利润的能力大小，又能反映出主营业务是否具备一定的发展空间和成长性。

4）发展能力：包括营业收入增长率、营业利润率等，是未来发展能力的综合反应。

第二节　护理院财务质控组织架构与考核方法

一、护理院财务质控组织架构

护理院的财务质控主要通过审计来完成，分内部审计和外部审计，内部审计由护理院院长负责，定期对财务状况进行审核，外部审计由第三方具有审计资格的部门或机构来完成，并出具审计报告。财务审计流程见图 8-3。

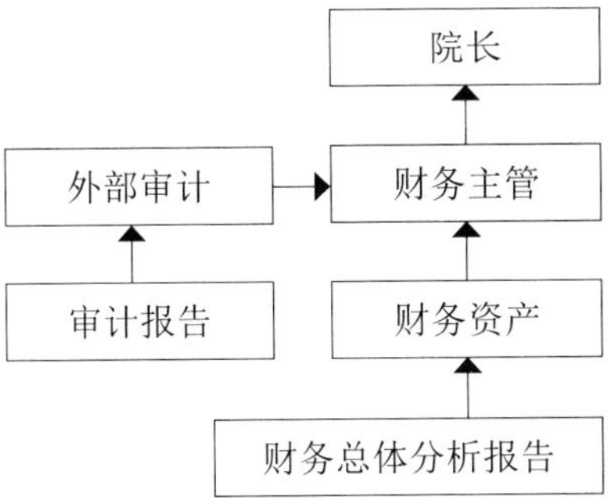

图 8-3　财务审计流程

1.集团内部审计部门　在集团及旗下护理院财务质控组织架构设置的过程中,为了确保内部审计工作的独立性,需要设立高层级的内部审计部门,内审的权限越大,独立性越强,内审的职能作用就发挥得越好。参考发达国家的内审经验,内部审计部门直接向总裁或董事长负责并报告工作,可以有效保证内部审计的独立性、科学性、有效性。

(1)审计范围:内部审计的范围包括内部控制的详细调查和经济效益的评价等。

(2)职责:负责集团内部审计规章制度及工作程序的制定,编制集团年度审计工作计划并组织实施,负责对集团本部和下属公司的财务收支及相关经济业务的审计监督。内部审计也要承担对下属公司相关负责人在任期的经济责任审计,并对集团以及下属公司内部控制系统健全、合理、有效性和风险管理进行检查,做出评价并直接反馈给集团董事会。公司中所有部门也有义务积极配合内部审计部门的工作。

(3)审计目的:通过审计和分析评价,来加强内部管理,提高核算水平和经济效益。

2.外部审计　包括国家审计机关的审计以及社会审计组织中的审计师或注册会计师接受委托后开展的审计活动。通常外部审计以年度为周期。

审计范围:包括针对委托单位内部控制情况的必要调查(即"风险评估和符合性测试")和年度会计报告相关资料的审核(即"实质性测试")。目的是验证企业的会计报表等信息,对财务状况、经营成果和现金流量发表公允性意见,为财务信息使用者提供决策依据。

3.设立财务质控经理岗位　为了保证财务质控工作的顺利进行,配合支持集团内审和外审开展工作,在财务部中设置质控岗位。

(1)岗位职责:①负责支持外部审计和集团内部审计;②负责结账审查工作;③负责检查各项财务制度的落实情况并定期出具报告;④推动解决审计中发现的问题;⑤负责对下属分公司经营成果的合规、合法、真实和准确性进行审计;⑥及时对公司财务方面的问题反馈并提出改进意见;⑦完成分配的其他工作。

(2)岗位要求:包括具备会计、审计等相关专业学习背景以及注册会计师、审计师资格;熟悉财税法规、审计程序和公司财务管理流程;个人具备良好的沟通协调及团队合作的能力。

通过内、外部审计的配合,并在下属公司设置对应的财务质控岗位,推动财务质控有效进行,从而保证企业的财务管理活动发挥其最大效应。

二、财务质控体系考核评价方法

基于目前最具权威的 COSO 框架,明确了评价内部控制五大评价维度:控制环境、风险评估、控制活动、信息与沟通和内部监督（表 8-1 和表 8-2）。

表 8-1　内部审计基本流程、内容及方法

内部审计基本流程	主要内容	主要方法
审计准备	1. 编制年度审计计划 2. 下达审计任务书 3. 确定审计小组成员 4. 编制项目审计计划书 5. 组织审计前调查并编写方案 6. 下达审计通知书并张贴审计告示	1. 审计调查法 2. 分析判断法 3. 沟通协调法
审计实施	1. 内部评估的健全性及有效性测试 2. 计量与账户实质性测试 3. 取证并生成工作底稿 4. 中期审计报告	1. 审计调查法 2. 分析判断法 3. 审计取证法 4. 逻辑推理法 5. 沟通协调法
审计报告	1. 完成审计报告 2. 征求反馈意见 3. 领导审定报告 4. 审计建议及整改通知 5. 审计告知及审计决定	沟通协调法
后审计	1. 听取整改报告 2. 制定后续审计方案 3. 形成审计底稿 4. 编写或许审计报告 5. 扩散审计与规范管理	1. 审计取证法 2. 分析判断法 3. 沟通协调法

表 8-2　财务部的绩效量化考核指标

序号	考评指标	指标权重(%)	考核标准	考核时间
1	职责与制度执行情况：制度执行好，年度财务账目审计违规项目为 0	10	没有违规项目得满分；由于财务工作人员责任，每出现 1 次违规事件，扣 5 分	年度绩效考核前 1 周
2	财务年度预算与执行：年度财务预算准确率达到 80% 以上	10	年度财务预算准确率达到 80% 以上，得满分；由于财务部门预算或执行责任，准确率每降 5%，扣 1 分；准确率每增 5%，加 1 分	在年度绩效考核前 1 周，查证年度决算表及预算执行情况
3	税务缴纳：合理避税，在年度考核期内，各种税务上缴差错率为 0	10	各种税务上缴差错率为 0，得满分；因财务人员责任，每出现 1 个差错，扣 5 分	在年度绩效考核前 1 周，查证税务审计报告

序号	考评指标	指标权重(%)	考核标准	考核时间
4	财务日常收支：在年度考核期内，日常资金收支、支票转账的差错率为0	10	日常资金收支、支票转账的差错率为0，得满分；由于财务人员责任，每出现1个差错，扣2.5分	在年度绩效考核前1周，对各业务部门进行问卷调查
5	财务分析：每月30日前报送上月财务收支状况，并进行财务分析。完成率100%；院领导对财务分析报告满意率达到90%以上	5	分析报告完成率100%、领导满意率达到90%以上，得满分；完成率或满意率每降5%，扣1分；完成率或满意率每增5%，加1分	在每月报送时间结束时，查证上报分析报告；在年度绩效考核前1周，领导给出满意度得分
6	各种报表编制：按照规定时间完成各种报表编制，完成率100%；差错率为0	5	完成率100%、差错率为0，得满分；由于财务人员的责任，每有一种报表未按时报送扣1分；每出现1个差错扣1分	在各种报表要求的时间，查证上报报表
7	财务保密：严格遵守财务保密制度，各种财务泄密事件为0	5	未发生财务保密信息泄密，得满分；每发生1次泄密事件，扣5分	在年度绩效考核前1周查证
8	会计凭证管理：会计凭证符合编制规则，在年度考核期内差错率为0	5	会计凭证编制差错率为0，得满分；每出现1次差错，扣1分	在每季度最后1周，进行有关差错率问卷调查
9	日常账目管理：按照规定时间完成对账、结账工作，完成率100%；差错率为0	5	完成率100%、差错率为0，得满分；每有1次未按时完成，扣2分；每出现1次差错，扣1分	在规定完成时间查证完成率；在每季度最后1周进行差错率问卷调查
10	财务成本控制：管理费用的成本控制在15%以内	5	成本控制在15%以内，得满分；由于财务管理人员责任，成本每增加1%，扣1分；每降低1%，加1分	在年度绩效考核前1周，查证支出统计表和预算表
11	银行对账管理：按照规定时间做好银行收支款工作，未按时完成次数为0；按规定做好银行余款调节表，调节表出现差错次数为0	5	按照规定时间完成、差错次数为0，得满分；每有1次未按时完成，扣2分；每出现一次差错，扣1分	在每月最后1个工作日，询问财务科负责人
12	流动资金周转：流动资金周转天数不得超过30日	5	流动资金周转天数在30日内，得满分；每增加1日，扣0.2分；流动资金周转率每增加一次，加0.5分	

续表

序号	考评指标	指标权重(%)	考核标准	考核时间
13	财务档案管理：按照规定时间完成会计凭证归档工作，完成率100%	5	按照规定时间完成归档工作，得满分；完成率每降5%，扣1分；完成率每增5%，加1分	在年度绩效考核前1周，到档案室查看财务档案
14	固定资产管理：要求固定资产做到账、卡、物统一，差错率为0	5	固定资产账、卡、物统一，差错率为0，得满分；每出现一次差错，扣1分	在年度绩效考核前1周，抽样检查账、卡、物信息
15	财务知识培训：每年对中层管理人员进行2次财务培训，应参训学员参训率达到100%，考试合格率达到90%以上	5	按计划完成培训任务、参训率达到100%、考试合格率达到90%以上得满分；每减少一次，扣1分；参训率或合格率每降5%，扣1分	参训率=实际参加培训人数/应参加培训人数×100%。合格率=培训结束时本期考试合格人数/本期参加培训考试总人数×100%
16	服务满意率：各部门对财务人员服务态度满意率达到90%以上	5	满意率达到90%以上，得满分；满意率每降2%，扣1分；满意率每增2%，加1分	在年度绩效考核前1周，对各部门问卷调查

（一）控制环境

1. 评价管理层的财务管理理念和财务战略的选择。

2. 董事会或内部审计部门的监督和指导力度。

3. 企业财务工作权责分配方法及人力资源政策。

4. 企业财务部门人员的诚信、工作胜任能力和职业道德。整个财务质量控制的环境会成为一种基调和氛围，直接影响员工的财务质控意识。

（二）风险评估

风险评估水平在一定程度上反映了企业的内部控制效率和效果。财务预算就是在实践中对于风险评估和预判的一种有效控制形式。会计信息越来越看重前瞻性，财务预算工作的组织成效能够体现企业的风险评估水平，也是作为帮助企业有效预判和规避风险的保证。

（三）控制活动

为实现既定财务目标，配合财务战略的推进，而采取的相关政策制度以及设计出的工作流程，包括对财务数据的核算汇总、财务岗位的职能分离、最终财务数据的汇总分析、保障资产安全和有效使用等。除了财务和审计岗位职能制度设计，事前的财务预算，日常的成本费用管理，对现金流的管理成效，资产的有效利用等都成为控制活动评价的内容。最终基于报表的财务指标分析，对标市场和行业平均值，对于财务管理质量控制情况进行反馈和分析。

（四）信息与沟通

1. 企业需要快速得到相关信息并沟通，以保证员工能够履行责任，从而提高财务质量控制的效率，及时为企业的生产经营决策提供全面准确的信息。

2. 企业需要基于明确的审计目标，加快审计信息化建设，建立审计过程的全程反馈机制。

3. 各基层管理人员以及与内部审计部门是否建立沟通渠道，在明确了组织发展目标后能否针对管理层关注的问题和期望开展内部审计工作，并制订出内部审计计划、实施和提出建议；能否在沟通的前提下获得各基层管理人员对内部审计工作的支持和理解，审计信息利用率等成为这一指标体系中具体内容的组成部分。

（五）监督

要保证财务信息质量，内控系统需要持续监督，内部审计和外部审计也要持续发挥功能。同时，后续审计制度的建立可以帮助内部审计部门了解审计结论和决定是否符合、切实可行，对于执行中暴露的问题和漏审、错审的问题得到及时反馈，从而进一步检验和确认财务质控的水平。

（孙文婷　姜文锐）

第9章

护理院信息管理

第一节 概 述

一、定义

（一）护理院信息系统

护理院信息系统，亦称"护理院管理信息系统"，是指利用计算机软硬件技术、网络通信技术等现代化手段，对护理院及其所属各部门的人流、物流、财流进行综合管理，对在医疗养老等活动各阶段产生的数据进行采集、储存、处理、提取、传输、汇总、加工生成各种信息，从而为护理院的整体运行提供全面的、自动化的管理及各种服务的信息系统。

（二）信息管理

信息管理指对信息活动的各种要素，包括信息、人员、资金、设备和技术等，进行科学的规划、组织、协调和控制，充分开发和有效利用信息资源，从而最大限度地满足社会的信息需求。

（三）信息安全

信息安全的主要内容为网络安全，网络安全包括两方面：一是物理安全，指网络系统中各通信、计算机设备及相关设施等有形物品的保护；二是逻辑安全，包含信息完整性、保密性及可用性等。

二、护理院信息管理系统的分类、功能及发展趋势

（一）分类

主要包括以下4类系统。

1. **行政管理系统** 涉及护理院的各科室的行政管理，包括人事管理系统、财务管理系统、后勤管理系统、医疗设备管理系统及办公自动化等。

2. **医疗管理系统** 涉及护理院的医疗业务方面的信息处理，包括患者住院管理系统、住院医生站、住院护士站、住院收费系统、电子病历、药库管理系统、康复系统、影像系统、检验系统、病案管理系统及医疗统计查询系统等。

3. **养老管理系统** 指专门针对养老管理而开发的专业的养老管理软件，集入住及协议管理、收费管理、生活照护及护理服务管理、老年人档案管理、住院预约系统等集智能化设备为一体的管理系统。

4. **决策支持系统** 决策支持系统主要是有关医疗业务质量等方面的处理，包括财务数据系

统、医疗质量评价系统及控制系统、统计管理系统及领导查询分析系统等。

（二）基本功能

护理院信息系统的基本功能可分 3 部分：一是满足养老管理要求；二是满足医疗管理要求；三是同时满足以上两种要求的信息服务系统。因此，护理院信息系统应具备以下功能。

1. 收集并永久存储护理院所需全部数据。

2. 护理院信息系统应具有大容量的存储功能。

3. 数据共享，以慢性病管理、康复训练、生活照护、安宁疗护为一体的护理院信息化管理，其核心是老人信息的共享，包括护理院科室之间、护理院与护理院之间、护理院与社区、医疗保险、民政、卫生行政部门等的信息共享。

4. 快速、准确地随时提供护理院工作所需要的各种数据，支持护理院运行中的各项基本活动。

5. 具有单项事务处理、综合事务处理和辅助决策功能。

6. 具备数据管理和数据通信的有效功能，确保数据的准确、可靠、保密、安全。

7. 为了保证医疗活动不间断地运转，系统应具备持续运行的功能。

8. 具有切实有效的安全、维护措施，确保系统的安全性。

9. 具备支持系统开发和研究工作的必要软件和数据库。

10. 具有良好的用户环境，终端用户的应用和操作应简单、方便、易学、易懂。

11. 系统具有可扩展性。

（三）护理院信息化发展趋势

1. **标准化**　是指信息系统采用标准相同的技术基础，如采用统一标准的计算机网络技术、统一规格的数据库等。由于采用标准化设计，不同护理院信息系统之间能够进行数据交换。

2. **规范化**　是指信息系统中规范护理院业务处理、数据处理的流程。护理院信息系统进行规范化可以优化信息通路，加速信息流通和交换，提高信息处理的能力。

3. **集成度高**　随着护理院业务的增加和专业的分类，信息系统也要相应地做出调整和改变，系统细分程度也会越来越高，系统要集成更多处理业务和流程。一体化的护理院管理信息系统正努力实现计算机辅助管理、辅助决策的目标，将成本分析、流程再造、联机分析、数据仓库等技术引进到实际应用之中。

4. **智能化程度高**　护理院信息系统其实就是利用计算机技术、网络技术及其他科学技术，将护理院的传统信息管理集成为数字化的管理方式，为护理院的管理提供一个决策和处理的数字平台。利用信息系统，可以更方便地进行数据检索、数据挖掘等处理，能够更好地对护理院各类信息进行分类并进行综合处理。

目前护理院基本实现了 HIS、Lis、Pacs、体检、病案等医疗体系，并且对接社区养老体系、居家服务体系。因此，将现代信息技术与先进的管理理念相融合，转变护理院经营方式、业务流程、传统管理方式和组织方式，重新整合护理院内外部资源，提高护理院效率和效益、增强护理院竞争力，实现护理院管理现代化。

（四）护理院信息系统的特点

1. **技术支持**　计算机、计算机网络（与通信）技术是护理院信息系统的硬件支撑；网络管理系统、数据库技术与数据库系统是护理院信息系统的软件环境。

2. **支持联机事务处理**　护理院中的信息流是伴随着各式各样窗口业务处理过程发生的，这些窗口业务处理可能是护理院人、财、物的行政管理业务，也可能是有关门诊康复患者、住院患者、护理院出院老人的医疗事务；而 HIS 的分系统、子系统的划分和设计要支持这些日常的、大量的前台事务处理。

3.支持管理部门的信息汇总与分析　随着科室管理工作的日趋科学化，会越来越多地依赖于它们从基层收集来的基本数据进行汇总、统计与分析，用来评价所管理的基层部门与个人的工作情况，据此做出计划，督促执行，产生报告和做出决定。计算机化的信息系统要支持各科室的数据收集、综合、汇总、分析报告与存储的工作。

4.医疗信息的复杂性与标准化　患者的信息是以多种数据类型表达的，不仅有文字与数据，还需要图形、图表、影像等；它处理的数据对象既有结构化数据，也有半结构化或非结构化数据；甚至有些数据及结构会较多地受到人工干预和社会因素的影响，因此，护理院可参照二级医院需要实现护理院信息标准化。

5.信息的安全性与保密性　护理院在院老人医疗记录是一种拥有法律效力的文件，它不仅在医疗纠纷案件中，而且在许多其他的法律程序中均会发挥重要作用，同时还经常涉及患者的隐私，有关人事方面、财务方面乃至患者的医疗信息均有严格的保密性要求。

6.护理院信息系统的生命性

（1）护理院信息系统是护理院现实的业务经营和管理以及改革方案在信息系统中的映射，当护理院的信息系统建成后，它对护理院的经营、管理及其改革就起着促进的作用。

（2）信息系统的不足和缺陷会在新的实际环境及各部门新的协同需求中突显出来，信息系统又面临新的矛盾，需要进行新的改进。

（3）护理院信息系统对护理院运行体系的依存关系，正是护理院信息系统生命性的具体体现，只有当护理院业务发展到了相对饱和和稳定阶段，护理院信息系统的稳定期才会出现。

（五）信息化管理的应用

1.就医流程最优化　把优化在院老人生活护理及照护流程，"以人为本"，应用各种成熟技术，如磁卡、条形码，互联网和手机短信等智能化手段，着力解决医疗、养老、餐饮等服务问题。

2.质量最佳化　利用系统信息及集成，让工作人员及时全面了解入住老年人的各类信息，为快速准确判断服务需求奠定良好基础，并通过各种辅助诊疗系统的开发，将医务人员各种可能的差错降到最低，达到质量最佳化。

3.工作效率最高化　利用已有的信息平台，将各种现代通信技术，如个人数字助理（PDA）、自动化设备（如自动摆药机）和实验室自动化系统引入护理院数字化建设中，减轻工作强度，提高工作效率。

4.病历电子化　理解电子病历的内涵，丰富原有病历的内容，把包括 CT、MRI、X 线、超声、心电图和手术麻醉等影像图片、声像动态以及神经电生理信号等全新的信息记录在案，使病历更加直观和全面，确保医疗信息的完整性。

5.决策科学化　通过建立强大的管理和诊疗数据仓库等系统，使得护理院管理和诊疗决策完全建立在科学的基础上，不断提高管理和诊疗决策水平。

6.办公自动化　将办公自动化作为护理院数字化建设的重要组成部分，抓好公文流转办公的自动化和日常工作管理的自动化，基本实现院内公文无纸化和快速传递信息化。

7.网络区域化　针对入住老年人的合理需求，充分利用网络资源提高医疗质量，降低医疗费用和合理利用医疗资源，将区域医疗信息网络作为护理院数字化建设发展的高级阶段进行研究和建设。

8.软件标准化　信息标准化是信息集成化的基础和前提，把软件的标准化建设作为护理院与国内外接轨的重要保证，包括采用国际或国家统一的信息交换和接口标准和接口代码，如采用 HL7、DICOM 3.0 等医疗信息交换和接口标准，各种代码如疾病、药品和诊疗等代码，采用国际或国家统一的标准代码，护理院内部的患者的 ID 号也应尽量采用统一的代码，如身份证号码等。

三、信息化管理的内容

信息化管理包含基础设施管理、操作系统管理、应用系统管理、用户服务与管理、安全保密管理、信息存储备份管理、机房管理等（表 9-1）。

表 9-1　信息化工作内容

基础设施管理	1.确保网络通信传输畅通 2.了解主干设备的配置情况及配置参数变更情况，并备份各个设备的配置文件 3.对运行关键业务网络的主干设备配备相应的备份设备，并配置为热后备设备 4.负责网络布线配线架的管理，确保配线的合理有序 5.掌握用户端设备接入网络的情况，以便发现问题时可迅速定位 6.采取技术措施，对网络内经常出现的用户需要变更位置和部门的情况进行管理 7.掌握与外部网络的连接配置，监督网络通信状况，发现问题后与有关机构及时联系 8.实时监控整个局域网的运转和网络通信流量情况 9.制定、发布网络基础设施使用管理办法并监督执行情况
操作系统管理	1.在网络操作系统配置完成并投入正常运行后，为了确保网络操作系统工作正常，网络管理员首先应该能够熟练的利用系统提供的各种管理工具软件，实时监督系统的运转情况，及时发现故障征兆并进行处理 2.在网络运行过程中，随时掌握网络系统配置情况及配置参数变更情况，对配置参数进行备份。做到随着系统环境的变化、业务发展需要和用户需求，动态调整系统配置参数，优化系统性能 3.为关键的网络操作系统服务器建立热备份系统，做好防灾准备
应用系统管理	1.确保各种网络应用服务运行的不间断性和工作性能的良好性，出现故障时应将故障造成的损失和影响控制在最小范围内 2.对于要求不可中断的关键型网络应用系统，除了在软件手段上要掌握备份系统参数和定期备份系统业务数据外，必要时在硬件手段上还要建立和配置系统的热备份 3.对于用户访问频率高、系统负荷的网络应用服务，必要时采取分担的技术措施
用户服务与管理	1.用户的开户与撤销（网络接入与注销） 2.用户组的设置与管理（VPN 虚拟局域网的设置） 3.用户可用服务与资源的权限管理和配额管理 4.包括用户桌面联网计算机的技术支持服务和用户技术培训服务的用户端支持服务 5.打印机、复印机、传真机等计算机外围设备的维护与技术支持

安全保密管理	1. 安全与保密是一个问题的两个方面，安全主要指防止外部对网络的攻击和入侵，保密主要指防止网络内部信息的泄露 2. 对于普通级别的网络，主要是配置管理好系统防火墙，为了能够及时发现和阻止网络黑客的攻击，加配入侵检测系统对关键服务提供安全保护 3. 对于安全保密级别要求高的网络，除了应该采取上述措施外，还应配备网络安全漏洞扫描系统，并对关键的网络服务器采取容灾的技术手段 4. 更严格的涉密计算机网络，还要求在物理上与外部公共计算机网络绝对隔离，对安置涉密网络计算机和网络主干设备的房间要采取安全措施，管理和控制人员的进出，对涉密网络用户的工作情况要进行全面的管理和监控
信息存储备份管理	1. 采取一切可能的技术手段和管理措施，保护网络中的信息安全 2. 对于实时工作级别要求不高的系统和数据，也进行定期手工操作备份 3. 对于关键业务服务系统和实时性要求高的数据和信息，建立存储备份系统，进行集中式的备份管理 4. 最后将备份数据随时保存在安全地点更是非常重要
机房管理	1. 整理机房数据通信电缆布线情况，在增减设备时确保布线合理，管理维护方便 2. 掌管机房设备供电线路安排，在增减设备时注意负载的合理配置 3. 管理网络机房的温度、湿度和通风状况，提供适合的服务器工作环境 4. 确保网络机房内各种设备的正常运转 5. 确保网络机房符合防火安全要求，火警监测系统工作正常，灭火措施有效 6. 采取措施，在外部供电意外中断和恢复时，实现在无人值守情况下保证网络设备安全运行 7. 保持机房整洁有序

（一）计算机安全管理

1. 医务人员应按照正确的使用方法操作计算机，严禁私自拆装计算机或蓄意破坏计算机。若需拆装，应通知计算机中心技术人员进行。

2. 计算机的软件安装和卸载工作，必须由计算机中心技术人员进行。

3. 计算机的使用应为其合法授权者，未经授权不得使用，护理院内网计算机仅限于护理院内部工作使用，原则上不许接入互联网。

4. 接入互联网的计算机必须安装正版的反病毒软件，并保证反病毒软件实时升级。

5. 因工作需要接入互联网的，需书面向计算机中心提出申请，经批准后由计算机中心负责接入。

6. 护理院任何科室如发现或怀疑有计算机病毒侵入，应立即断开网络，同时通知计算机中心技术人员负责处理，计算机中心应采取措施清除，并向主管院领导报告备案。

7. 护理院内网计算机不得安装游戏、即时通信等与工作无关的软件，禁止在内网计算机上使用移动存储工具。

（二）网络硬件安全管理

网络硬件包括服务器、路由器、交换机、通信线路、不间断供电设备、机柜、配线架、信息点模块等提供网络服务的设施及设备。

1. 各职能部门、各科室应妥善保管安置在本部门的网络设备、设施。

2. 不得破坏网络设备、设施，由于施工或事故原因造成的网络连接中断的，应根据其情节轻重对责任人予以处罚或赔偿。

3. 不得擅自中断网络硬件设备及设施的供电，因特殊原因必须停电的，应提前通知网络管理人员做好相应应急预案。

4. 不得擅自挪动、转移、增加、安装、拆卸网络设施及设备，特殊情况应提前通知网络管理人员，书面申请，批准后方可实施。

5. 硬件设施设备配置应符合等级保护要求。

（三）软件及信息安全管理

1. 计算机及外设所配软件及驱动程序交由计算机中心网络管理人员保管，以便于统一维护和管理。

2. 管理系统软件由网络管理人员按使用范围进行安装，其他任何人不得安装、复制、传播此类软件。

3. 网络资源及网络信息的使用权限由网络管理人员，按护理院的有关规定予以分配，任何人不得擅自超越权限使用网络资源及网络信息。

4. 网络使用人员应妥善保管各自的密码及身份认证文件，不得将密码及身份认证文件交与他人使用。

5. 任何人不得将含有信息的计算机或各种存储介质交与无关人员，更不得利用护理院数据信息获取不正当利益，违者予以相应的处罚，造成严重后果触犯刑律的，移送司法机关处理。

（四）网络使用人员行为管理

1. 不得在网络中制作、复制、查阅和传播国家法律、法规所禁止的信息。

2. 不得在网络中进行国家相关法律法规所禁止的活动。

3. 不得擅自修改计算机中与网络有关的设置。

4. 不得私自添加、删除与网络有关的软件。

5. 不得私自进入护理院网络或者使用护理院网络资源。

6. 不得对护理院网络功能进行删除、修改或者增加。

7. 不得对护理院网络中存储、处理或者传输的数据和应用程序进行删除、修改或者增加。

8. 不得故意制作、传播计算机病毒等破坏性程序。

9. 不得进行其他危害护理院网络安全及正常运行的活动。

10. 违反以上规定者，予以相应的处罚，造成严重后果触犯刑律的，移送司法机关处理。

（五）信息保密

1. 信息中心技术人员要使用多种网络技术安全手段，保护中心数据库的安全，从根本上杜绝内部资料信息通过互联网外泄并传播。

2. 根据护理院制定的密级数据，在输入、输出、存储、修改等各个环节，都要进行严格的审查和记录，严禁外泄，对机构和个人造成损失与伤害。

3. 由于泄密造成的损失应追究责任人与部门领导的责任，触犯法律的要承担法律责任。

4. 相关责任人员应和护理院签订保密协议，规定权利与责任义务。护理院信息系统安全参照二级信息系统［医院信息系统（HIS）、电子病历（EMR）］,从物理安全、网络安全、主机安全、应用安全、数据安全与备份恢复、安全管理制度、安全管理机构、人员安全管理、系统建设管理、系统运维 10 个方面，对全院信息系统进行综合测评。可委托公安、卫健部门授权的第三方测评机构，通过静态评估、现场测试、综合评估等相关环节和阶段，对信息系统的网络防护安全、主机防护、应用设置等综合改造升级维护，并获得由公安部门核准颁发的信息系统安全等级保护二级备案证明。

（六）其他

1. 信息系统开发商的选择　尽可能选择一个比较好的成熟的完整解决方案的软件、软件公司的售后服务，保证在需要进行应用扩展时及时得到公司的支持。

2. 软件宣传与培训工作　技术部门应做好临床科室使用人员的培训，确保操作得当。

（1）集中培训：使用信息系统之前，要全员集中培训，至少 3～5 天，保证员工的正常操作能力。

（2）定期培训：使用信息系统后，对使用中发现的问题及共性问题，进行针对性的培训，确保技术人员操作过关，培训时间一般在 1 天左右。

（3）临时培训：对于信息系统的更新及新的功能，要随时培训，保证新功能的正常运行。

3. 系统维护　包括预防性维护、日常维护和质控 3 个部分。

（1）预防性维护：需要信息管理部门根据不同系统的风险程度，制订预防性维护计划，定期进行设备巡检和相应的维护保养。

（2）日常维护：日常工作中，应制定工作流程、规范，填写维护记录，并保存相应数据以供分析使用。

（3）质控：管理者评估系统属性、风险、使用率、故障率等基本情况确定相应系统的风险值，以提供给系统工程师或使用人员作为风险提示、维修保养的依据，确保系统数据可追溯，医疗机构和信息系统管理机构应制定应急预案，以便出现意外情况后，便于应急处理。

4. 信息安全管理　"四防"，即防止信息错误造成差错、防止别人随意操作影响患者安全、防止泄露患者的隐私及防止出现病毒影响整个医院信息安全。

第二节　护理院信息化管理组织架构与考核方法

一、护理院信息化管理质控架构

（一）管理质控组织架构

院长为第一责任人，分管院长、信息科负责人，属于行政管理范畴。信息管理质控组织架构见图 9-1。

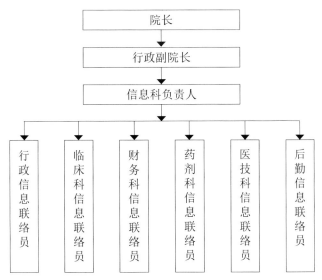

图 9-1　信息管理组织架构

（二）PDCA 循环管理

主要包含两个层面。

1. *制度层面*　根据每个环节的特点建立相应的规章制度、工作流程。

2. *技术层面*　针对每一个环节制定量化的质控标准、检测手段。管理部门应针对不同科室、不同部门建立信息化管理使用规章制度、不良事件监测制度等，要求使用人员做好日常使用记录，质控记录。

（三）信息化管理平台的系统管理架构搭建

1. 让管理人员能够及时、准确地获得系统的各项质控信息，了解质控实施情况，从而最终实现系统质量控制的信息化管理、质控信息资源的实时共享、屏蔽信息孤岛，更好地确保系统的安全性和有效性。

2. 信息化平台在模块设置上遵循精准覆盖的原则，对各个环节进行相应的模块设置，其中还加入了像档案管理等独立的模块，主要作为质量控制的辅助支持。

3. 在模块的质控功能设置上，采取多内容、多流程、多规则的方式，对每个模块的每个环节都加以控制，并设置定期提醒功能，使得管理者能够及时的获得质控信息，以便准确的把控质控时间的节点。除了在软件上设置相应的质控功能，其他细节方面，对医疗设备还应设置一些硬件监控，以便及时了解设备状态，提高响应效率。

（四）系统信息化管理平台质控数据分析与评价

信息化管理平台（表 9-2）应具备相应的数据分析功能，根据不同的质控标准，设置多规则的质量控制准则，以便及时判断相关系统状况。

二、信息考核方法

（一）考核项目

1. 能够开展传染病网络直报工作（现场查看网络直报相关建设情况，不符合单项否决）。

2. 具备良好的信息化管理系统

（1）HIS：医院信息系统，如门诊收费、住院、药品管理等护理院基本的管理系统。

（2）LIS：检验科信息系统。

（3）PACS：影像科信息系统。

（4）EMR：电子病历系统。

（5）HMIS：护理院管理信息系统。

（6）HRP：护理院资源管理信息系统。

（7）办公信息管理。

（8）入院老年人及其家属咨询服务。

（9）自助服务。

（10）安全等级保护。

（11）护理院（疾病）诊断相关分类（DRGs）综合评价管理系统。

（二）护理院信息化考核标准

护理院信息化质量控制管理体系评估标准见表 9-2。

表 9-2　护理院信息化质量控制管理体系评估标准

评估项目	评估要素	分值	评估方法	评分标准
组织机构	机构建设：有信息化领导小组、有专职科室、有足够的互联网技术（IT）人员	4	查阅机构、科室、人员等相关文件	①若出现安全事故，影响正常医疗业务开展，造成一定社会影响的，组织机构项不得分，即扣 1.5 分；②无领导小组扣 1 分；无确定责任科室扣 1 分；③按每 100 台电脑配备 1 名工程师的标准，IT 人员数量每差 1 名扣 1 分 注：②、③两项 2 分扣完为止
	制度建设：有安全保密制度、系统安全制度、数据备份制度、信息系统操作权限分级管理制度、安全应急预案和相关工作流程并落实	4	查阅所列制度	①制度不健全扣 2 分；②制度未落实扣 2 分
	计划和规划：制订信息化工作规划和年度计划并落实	3	查阅相关材料	①无工作规划，扣 1 分；有规划，但不符合建设要求，扣 0.5 分；②无工作计划扣 2 分，计划未落实扣 1 分
	经费比例、预算管理：年度信息化建设（含硬件、软件、网络、耗材、人员）经费不低于护理院当年业务收入的 1%	4	查阅财务数据	①信息化建设经费低于 1%，每下降 0.1 扣 0.4 分；②信息化建设无预算扣 0.5 分

续表

评估项目	评估要素	分值	评估方法	评分标准
软件功能	软件系统（10分）：①信息系统符合卫生部基本功能规范；② HIS、LIS、PACS、CIS 系统建设文档（包括合同、项目计划、需求说明书、设计说明书、测试报告、源代码、用户手册、安装及配置手册、验收报告等）齐全；③版权属于本单位	10	现场查阅文档	①按卫生部医院信息系统软件功能规范作自行评估，无评估报告扣 1 分；②建设文档（包括合同、项目计划、需求说明书、设计说明书、测试报告、源代码、用户手册、安装及配置手册、验收报告等）齐全，每差 1 项扣 0.2 分（8 分）；③版权（或软件代码）不属于本单位的扣 1 分
	数据共享和交换（15分）：各信息系统能实现院内共享。HIS 与 LIS 实现双向接口；HIS 与 PACS 实现双向接口；HIS 与养老系统实现双向接口；HIS 与社保实现双向接口；HIS 与病案首页接口；HIS 与财务接口；综合查询实现统计、财务、HIS 数据统一呈现	15	现场查看设备配置	HIS 与 LIS 无接口扣 1 分，单向接口扣 0.5 分；HIS 与 PACS 无接口扣 1 分，单向接口扣 0.5 分；HIS 与社区站无接口扣 1 分，单向接口扣 0.5 分；HIS 与社保无接口扣 1 分，单向接口扣 0.5 分；HIS 与病案首页无接口扣 1 分，单向接口扣 0.5 分；HIS 与财务无接口扣 1 分，单向接口扣 0.5 分；未实现统计、财务、HIS 数据统一呈现扣 1 分
	HIS 实现合理用药监测；HIS 实现结构化电子病历；可订制的数据查询；建立身份证等法律有效证件主索引；实现预约诊疗服务	10	现场查看服务流程	无合理用药监测扣 1 分；未实现结构化电子病历扣 2 分，半结构化病历扣 1 分；无可订制的数据查询扣 2 分；未建立以身份证等法律有效证件为主索引扣 2 分；未实现预约诊疗服务扣 1 分
硬件配置	①主机系统配置；②备份系统配置；③ PACS 服务器配置（在线 / 近线 / 离线）	10	现场查看服务器配置	可按配置高低酌情扣分：①主机系统配置（6 分）；②备份系统配置（2 分）；③ PACS 服务器（在线、近线、离线）配置（2 分）
	①硬件防火墙 / 防入侵 / 审计；②网络防病毒；③交换机配置；④路由器配置；⑤ UPS 配置；⑥布线系统（光纤与铜缆）	10	现场查看设备配置	①硬件防火墙、防入侵、审计每差一项扣 1 分；②未部署网络防病毒程序扣 1 分；③主交换机未实现双机冗余扣 2 分；④无专用的社保路由器扣 1 分；⑤核心设备未受 UPS 保护扣 2 分；楼层交换机未受保护扣 1 分；⑥光纤布线冗余不足扣 1 分；水平铜缆冗余不足扣 1 分

续表

评估项目	评估要素	分值	评估方法	评分标准
安全管理	机房安全：①机房面积与机房管理符合《等保标准》；②三级信号防雷；③精密空调；④气体灭火；⑤内外网管理（VLAN/硬隔离）；⑥机房巡查/监控报警；⑦外网出口管理	10	现场查看机房设备；查阅各类网络文档	①机房面积最小 50m²，每小 1m² 扣 0.1 分，2 分扣完为止；②未实现三级信号防雷扣 1 分；③未部署精密空调扣 1 分；④未部署气体灭火扣 1 分；⑤内外网隔离 2 分，物理隔离不扣分，以 VLAN 隔离扣 1 分，内外网未隔离扣 2 分；⑥机房无巡查记录扣 0.5 分，未部署监控报警扣 0.5 分；⑦外网出口管理不符合《等保标准》，酌情扣 0.5～2 分
	安全管理：①安全审计；②应急预案（主机/数据库/UPS/主交换机/光纤/水平布线/关键工作站/应用程序）；③备份与恢复	10	现场查看机房设备；查阅各类网络文档；检查备份文件的时间	①无安全审计系统扣 1 分；②无应急预案扣 4 分；有预案，但缺少要求的环节的，每少一个环节扣 0.5 分；③无备份扣 3 分，有备份，但备份不及时扣 2 分，无恢复策略扣 2 分
IT治理	参照《ISO 27001》管理标准评估以下要点：1. 布线点位图/网络结构图 2. 主机/交换机/路由器/授权表 3. 操作系统/数据库/应用系统/授权表 4. 数据库结构/表结构 5. 系统流程图 6. 软件手册 7. 作业指导/FAQ 8. 接口文档 9. 人员分工列表 10. 等级评估报告/软件功能报告	10	现场查阅文档	1. 无综合布线点位图扣 2 分；无网络的详细拓扑结构扣 3 分 2. 主机/交换机/路由器的授权表，实现管理冗余，每少一项扣 0.5 分 3. 操作系统/数据库/应用系统的授权表，实现管理冗余，每少一项扣 0.5 分 4.HIS/LIS/PACS 数据库结构，每少一项扣 0.5 分；HIS/LIS/PACS 数据库表结构，每少一项扣 0.5 分 5. 提供 HIS/LIS/PACS 流程图，每少一项扣 0.5 分 6. 提供 HIS/LIS/PACS 软件手册，每少一项扣 0.5 分 7. 提供 HIS/LIS/PACS 作业指导书/FAQ，每少一项扣 0.5 分 8. 提供 HIS/LIS/PACS 接口文档，每少一项扣 0.5 分 9. 无 IT 人员分工列表扣 1 分 10. 提供等级评估报告/软件功能评估报告（可自行评估）每少一项扣 0.5 分

（谢　娟）

第 10 章

护理院安全管理

第一节　概　述

一、定义

（一）突发事件

《中华人民共和国突发事件应对法》对突发事件有明确定义，是指突然发生的，已经造成或者可能造成严重危害，需采取应急处置措施予以应对的自然灾害、事故灾难、传染病等公共卫生事件、职业健康损害事件和社会安全事件。

（二）意外伤害

意外伤害一般是指外来的、突发的、非本意的、非疾病的使身体受到伤害的客观事件，包括意外和伤害两层含义，其中意外指非本意的（预料外的、非故意的事故导致的伤害）、突发的（发生时间快而短，来不及避免）、外因造成的（由身体以外的原因造成的）及非疾病的（不是因为疾病引发的身体伤害）。

（三）安全管理

安全管理是指基于人身和财产处于安全状态所采取的必要的措施和制度性安排，包括对设施设备、风险防控及人员制度等方面的管理。

（四）风险评估

老年人入住护理院前，必须进行针对老年人可能出现的危险或意外事件进行评估，内容包括噎食、食品及药品误食、压疮、烫伤、坠床、跌倒、他伤和自残、走失等方面的评估。

二、安全管理的内容

安全管理的内容包括识别和控制危险源、制定安全管理制度、开展安全教育与培训等。

（一）识别和控制危险源

危险源是指可能导致护理院老年人或工作人员人身伤害和（或）健康损害的根源、状态或行为。

1. **危险源的分类**　护理院的危险源一般分为物理性危险、心理及生理性危险、行为性危险、环境性危险、生物性危险。

2. **危险源的识别**　依据相关的法律法规、日常护理工作中的经验和总结（以往事故记录）、媒体报道的相关案例等方面进行识别，包括以下几部分内容。

（1）询问及交谈：包括护理院工作人员及入住老年人，通过交谈，了解其存在的潜在危险。

（2）环境评估：通过对入住老年人居住环境及工作人员的工作环境进行评估，找出危险源。

（3）事故及文献查阅：查阅相关事故的记录，确定潜在的危险源。

（4）根据行业内可能发生的或已经发生的事故，寻找与事故发生有关的原因、条件和规律，通过分析，辨识系统中导致事故的有关危险源。

（5）通过分析组织成员工作任务中所涉及的危害，识别出有关的危险源。

（6）通过对系统各环节事件的分析，从初始原因事件起，分析各环节事件"成功（正常）"或"失败（失效）"的发展变化过程，预测各种可能的结果，辨识出系统内存在的危险源。

3. 危险源的评价与控制 对确定的危险源应进行逐一评价，确定每一危险源的发生范围、发生时机及其重要的程度。

（1）危险源发生的范围：包括人员活动的区域、以往的事故记录、服务工作的性质等，根据危险源发生的范围，对危险源进行评价，将评价后的危险源进行归类。

（2）控制措施：完善标志、警告、管理制度、防护装备、工作程序等，通过改变服务活动方式、改善环境等方法对危险源进行控制。

危险源分类及可能导致的后果、相关管理控制措施见表 10-1。

表 10-1 护理院危险源清单

序号	危险源的分类	危险源过程及活动	可能导致的后果	管理控制措施
1	物理性危险	各类电器设备、线路、开关老化、破损、接地保护短路	火灾、触电	1. 工作人员适时对各类电器设备、线路、开关、保险装置、接地保护等进行检查、维修和保养 2. 健全规章制度，严禁使用"三无"产品
		使用明火蚊香、檀香、炭火	火灾	1. 禁止使用明火 2. 工作人员监督检查
2	心理、生理性危险	生理疾病	疾病	1. 工作人员按工作流程巡视 2. 工作人员掌握急救常识，机构配备常用急救药品 3. 建立应急预案
		心理疾病	自伤、伤害他人	1. 工作人员按工作流程巡视 2. 进行心理疏导 3. 进行保护性护理 4. 通知亲属进行心理疏导并及时就医，严重者请退
		传染性疾病	疾病	1. 初入住时需提供健康体检报告，无传染病方可入住 2. 建立健康档案，每年至少1次体检，适时了解休养人员身体变化情况 3. 食堂应按照《中华人民共和国食品安全法》执行。做好送餐衔接，责任到人，严防食物中毒

序号	危险源的分类	危险源过程及活动	可能导致的后果	管理控制措施
		突发疾病	眩晕、跌倒等	1. 工作人员按工作流程巡视 2. 工作人员掌握一定急救常识 3. 配备常用的急救药品 4. 建立应急预案
3	行为性危险	违章使用电器、私拉线路	火灾、触电	禁止使用违规电器、私拉线路，工作人员监督
		吸烟、乱扔烟头	火灾等	1. 禁止乱扔明火烟头 2. 禁止卧床吸烟 3. 公共场所张贴禁止吸烟标志 4. 工作人员加强监督
		使用电器设备等	火灾等	1. 杜绝使用"三无"产品 2. 掌握正确的操作方法 3. 按工作流程巡视房间
		使用电梯	电梯事故	1. 每月由专业人员做好电梯维护保养工作 2. 做好警示和安全防护工作 3. 电梯按《电梯安全操作规程》执行 4. 建立电梯安全操作制度
		他人虐待	受伤等	1. 按工作流程巡视 2. 加强对休养人员的关爱 3. 工作人员及时制止
		外来侵害	受伤等	1. 配备防暴器材 2. 门卫严格对入院人员进行登记审查，杜绝身份不明者进入机构 3. 建立"外来侵害"预案
		矛盾纠纷	意外伤害	1. 工作人员及时调处矛盾并加以制止 2. 尽量避免有矛盾冲突的休养人员在一起活动 3. 联系亲属劝解调和
		护理过程	骨折	1. 工作人员技能培训 2. 注意工作力度及工作方法 3. 加强自我防范意识
		使用炭火	烫伤	1. 禁止使用明火 2. 工作人员加强巡视 3. 加强自我防范意识
		使用开水	烫伤	1. 禁止老年人自行打开水 2. 加强对开水间管理 3. 加强自我防范意识

续表

序号	危险源的分类	危险源过程及活动	可能导致的后果	管理控制措施
		坠床	受伤等	1. 床边安装防护栏 2. 工作人员加强巡视 3. 增强自我防范意识 4. 进行保护性护理
		外出活动	受伤等	1. 评估不适宜者严禁外出 2. 门卫及工作人员加强管理 3. 外出时需通知工作人员 4. 熟悉生活环境 5. 制订个人姓名、住址、联系方式等内容的信息卡外出，随身携带通信工具
		噎食	窒息、死亡等	1. 了解休养人员饮食习惯及身体状况 2. 食物宜软、宜小、宜碎 3. 进食宜慢 4. 饮酒宜少 5. 心宜平静 6. 工作人员技能应符合《养老护理员国家职业标准》，操作方法符合操作规范
4	环境性危险	机构内日常生活行动	摔伤、碰伤、溺水等	1. 加强防跌倒意识、防跌倒知识和技能学习 2. 熟悉生活环境 3. 调整生活方式，使用辅助器具等 4. 衣着要舒适得体 5. 保持地面平整、干燥，过道、卫生间应安装安全扶手及厕用椅 6. 在有水源的地方设置警示标志 7. 在易滑地段铺设防滑垫 8. 适时对基础设施设备进行检查和维护
		上、下楼梯	摔伤、跌倒等	1. 楼梯道处张贴警示标语及温馨提示 2. 楼梯道要安装双向扶手 3. 保持楼梯台阶整洁、干燥 4. 衣着要得体，放置防滑垫
		洗澡	摔伤、烫伤等	1. 安装扶手、铺设防滑垫 2. 张贴温馨提示 3. 建立浴室管理制度和管理人员职责 4. 加强自我防范意识
		锻炼身体	眩晕、跌伤等	1. 工作人员引导参加活动 2. 避免剧烈运动，时间不宜过长 3. 加强自我防范意识 4. 注明健身方法，定期维护运动器材 5. 张贴正确使用方法

续表

序号	危险源的分类	危险源过程及活动	可能导致的后果	管理控制措施
5	生物性危险	食物中毒：食堂供餐、零食	中毒	1. 食堂食品采购、储存、加工、制作和服务应严格按照《中华人民共和国食品安全法》的规定执行 2. 增强自我防范意识 3. 工作人员加强监督
		外用、内服药品	中毒	1. 按医嘱使用，外用、内服药分别放置 2. 工作人员加强药品管理 3. 增强自我防范意识 4. 工作人员加强监督

（二）建立安全管理委员会

1. **安全委员会人员配置及要求** 护理院必须建立安全管理委员会，法定代表人为安全管理的责任人，成员包括各部门的安全责任人、安全管理人员及具体实施安全工作的专（兼）职人员，负责护理院重大安全事项的决策、安全管理工作的协调和落实及突发事件的应急处理。

护理院应按照机构总人数及服务内容配置相适应的专（兼）职安全管理人员，300 人以下（服务对象和工作人员总数，下同）应至少配备 2 名专（兼）职安全工作人员，300 人以上按人数占比配备 2% 以上的专（兼）职工作人员，至少 5 名专（兼）职安全工作人员。

2. **工作内容**

（1）制定护理院安全质量管理岗位职责与制度，明确相关部门及人员的职责、权限、工作内容、流程及要求，并组织实施。

（2）护理院应制定例会制度，每月召集领导小组成员召开安全工作会议，总结并部署工作；每月组织一次领导小组安全工作现场督查；每季度组织一次安全隐患排查，并召开一次安全形势分析会。

（3）随时了解各部门安全工作的开展情况、存在的问题及整改落实情况。

（4）定期召集小组成员实地查看安全工作的落实情况，物资配备完好情况，1 次 / 月。

（5）保证安全工作所需的资金、物质、人员安排及时到位。

（6）遇突发事件时要担当应急方案所述职责，并完成善后处理工作。

（三）安全管理岗位职责与制度

1. **岗位职责**

（1）安全责任人职责：①对本机构的安全工作全面负责，依法开展安全管理工作；②依法建立安全管理机构和组织（含义务消防组织）；③保证本机构安全投入的有效实施；④审查批准安全制度，组织制定并实施安全事故应急救援预案；⑤负责各类安全责任书的签订及管理工作；⑥及时、如实向上级主管部门报告安全事故；⑦定期研究、督导安全问题。

（2）安全管理人职责：①对本机构的安全工作负主管范围内的责任，应定期向安全工作责任人报告安全工作情况，及时报告涉及安全的重大问题；②制订年度安全工作计划，组织实施日常安全管理工作；③制定安全制度和安全操作规程；④制定安全工作的资金投入和组织保障方案；⑤组织实施安全检查，督促、落实隐患整改工作，及时消除安全隐患；⑥组织实施对本机构设施、设备、灭火器材的安全标志，确保其完好有效，确保疏散通道和安全出口畅通；⑦组织管理义务消防组织成员；⑧组织开展安全知识、技能的宣传教育和培训，组织应急预案的实施和演练；⑨定期研究安全工作，加强协调沟通。针对存在的问题，确定解决办法，安全工作应与其他工作同布置、同检查、同总结、同考核；⑩安全工作责任人委托的其他安全管理工作。

（3）安全员职责：①在安全责任人和安全管理人的领导下开展安全工作；②严格遵守法律法规、规章制度和服务流程，按照操作规范提供服务；③开展日常安全工作检查，发现隐患及时上报；④实施紧急情况下的疏散、救护等事故处置工作。

2. 规章制度　必须制定以下规章制度。

（1）安全责任制度。

（2）安全教育培训制度。

（3）安全操作规范或规程。

（4）消防安全管理制度。

（5）食品安全管理制度。

（6）财产人身安全管理制度。

（7）保障职业健康安全工作制度。

（8）重点安全问题评估与控制制度。

（9）老年人入院评估管理制度。

（10）安全督查及评估制度。

（11）事故处理与报告制度。

（12）安全考核与奖惩制度。

（四）安全教育与培训

1. 根据本机构特点，有针对性地定期对工作人员进行相关国家发布的安全标准，有组织、有计划地做好各类人员的培训，护理院安全管理委员会或医务管理部门安排落实，每季度至少1次。

2. 安全管理人员应全面掌握护理院安全监测、控制、管理的理论、专业知识和技能，并能指导实际工作。

3. 员工安全培训要全覆盖，年度参训率要达到100%。

4. 建立适合本机构安全管理的教育培训目录及培训内容，并有专职安全管理人员进行培训，内容包括：

（1）安全工作涉及的法律法规和规章。

（2）本部门或岗位的安全管理制度和操作规范或规程。

（3）设施设备的使用、维护和保养知识及技能。

（4）安全事故的防范意识、应急措施和自救互救知识与技能。

（5）防范应急预案的演练。

（6）法律法规规定的其他内容。

5. 采取多种形式进行安全培训，对培训效果进行检查和考核，每次培训后进行理论和实操考核，不合格者重新培训，直到符合培训要求。

6. 除员工外，对入住老年人也应该进行相关知识的宣教，护理人员应从入院开始，有计划逐步完成宣教内容，一般每周1次。

第二节 安全管理的组织架构与考核方法

一、安全管理的组织架构

（一）安全管理委员会组成

安全管理委员会（图 10-1）中院长是安全管理第一责任人（主任），分管副院长为副主任，成员包括各部门负责人，委员会日常工作可设在某一职能部门，安全管理工作实行网格化管理模式，按照"管业务必管安全"的原则，各临床医技科室以及职能部门负责人均为本部门安全管理责任人。

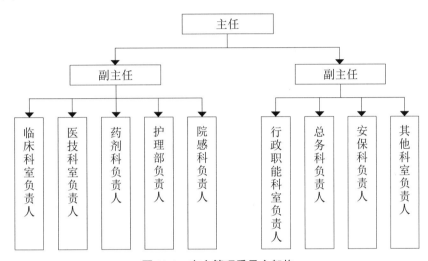

图 10-1　安全管理委员会架构

（二）突发事件应急管理组织架构

护理院依法建立应急指挥领导组织，其应急管理部门可以与安全管理部门合署，组织可由指挥长、成员等组成，护理院院长为应急小组组长，如通信联络组、消防救援组、防暴护卫组、抢险救灾组、后勤保障组、医疗救援组等图 10-2，各应急小组负责组织、协调应急处置工作，负责信息汇总上传和综合协调。

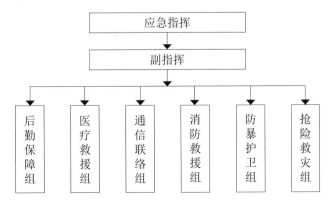

图 10-2　突发事件应急管理组织架构

二、安全管理考核方法

护理院应制订应对自然灾害、事故灾难、公共卫生事件、社会安全事件、职业健康损害事件等突发事件的应急预案，并结合本机构实际情况制定处置专项突发事件应急预案。

（一）应急预案内容

护理院至少要制订以下应急预案，应急电话贴在醒目位置，常在固定电话上面制作紧急电话，并有流程。

1. 火灾应急预案（图 10-3）

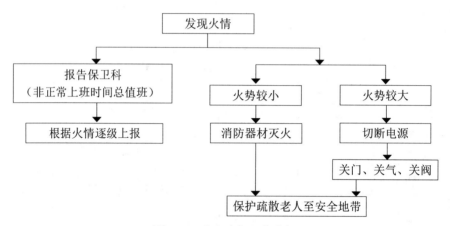

图 10-3　火灾应急预案流程

2. 停电应急预案（图 10-4 和图 10-5）

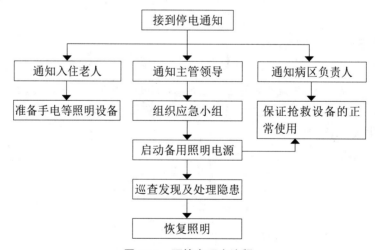

图 10-4　预停电预案流程

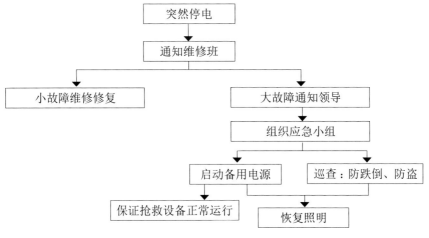

图 10-5　突然停电预案流程

3. 停水应急预案（图 10-6 和图 10-7）

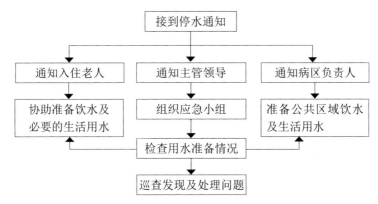

图 10-6　预停水预案流程

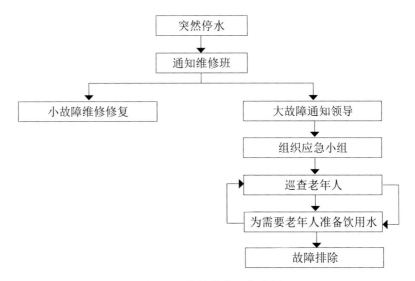

图 10-7　突然停水预案流程

4. 老年人走失应急预案（图 10-8）

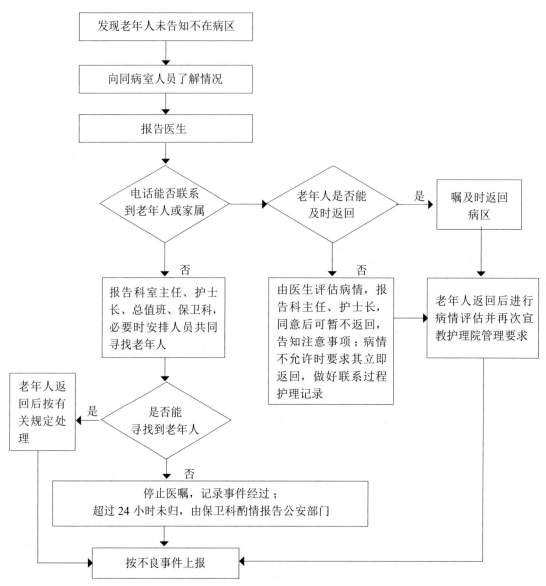

图 10-8　老年人走失应急预案流程图

5. 老年人自杀应急预案（图 10-9）

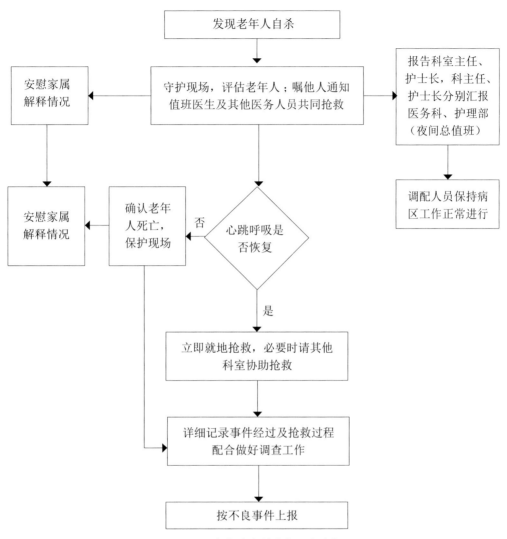

图 10-9　老年人自杀应急预案流程

6.公共卫生突发事件（包括传染病、集体食物中毒）应急预案
（1）传染病应急预案（图 10-10）。

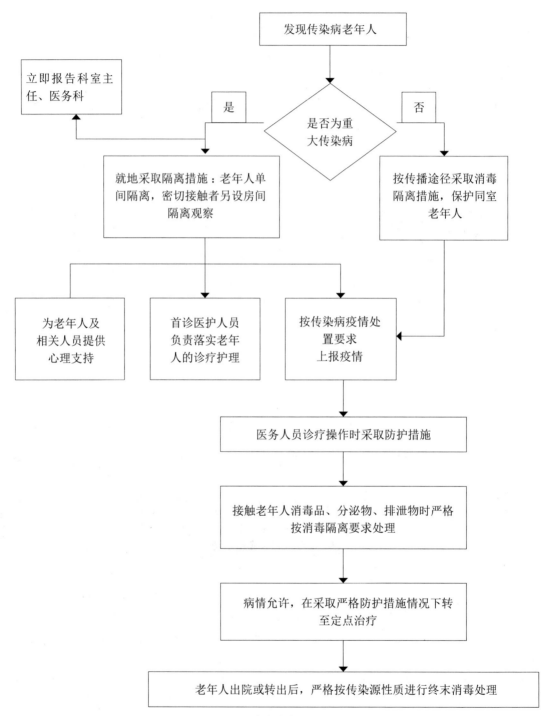

图 10-10　传染病预案流程

（2）群体性食物中毒应急预案（图 10-11）。

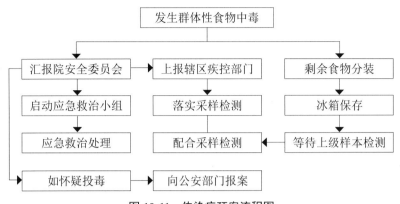

图 10-11 传染病预案流程图

7. 刑事案件应急预案　包括偷盗、伤人、虐待老人、诈骗等（图 10-12）。

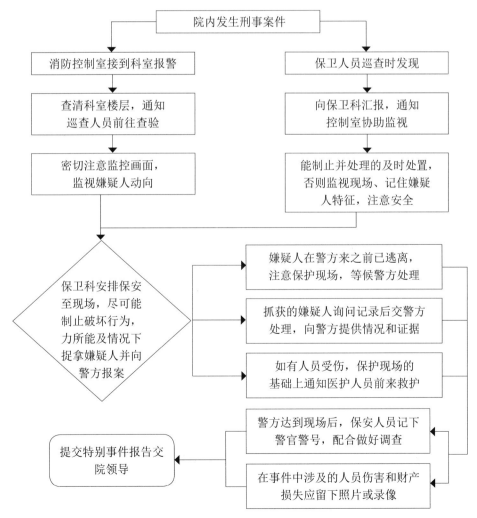

图 10-12 刑事事件应急预案流程

8. 地震发生应急预案（图 10-13）

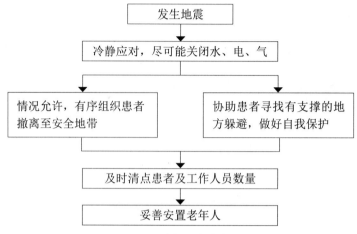

图 10-13 地震发生应急流程

（二）应急事件防范

应急事件防范见图 10-14。

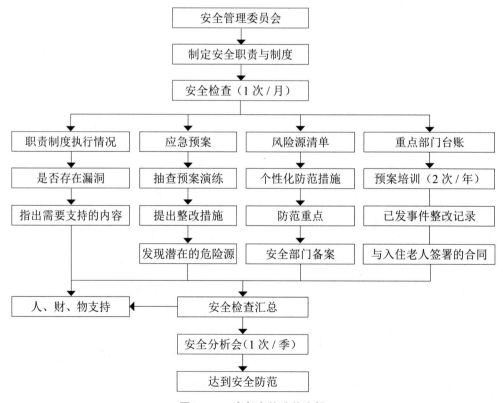

图 10-14 应急事件防范流程

注：风险源清单包括潜在风险的老年人名单及环境设备等危险源清单

（三）监测与预警

监测与预警见图 10-15。

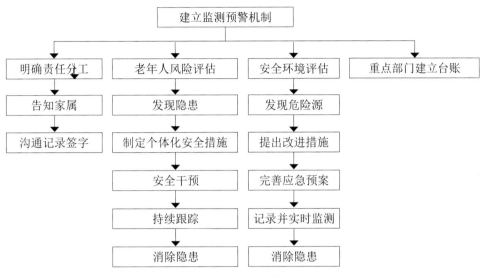

图 10-15　监测预警流程

注：1. 老年人风险监测内容：走失、自杀、他杀、噎食、跌倒及猝死等
　　2. 安全环境监测内容：特种设备安检、消防安全、职业健康安全等
　　3. 安全干预包括：心理干预、重点护理等

（四）报告制度

发生意外或可能引发意外的突发事件后，应及时按要求逐级上报。报告制度流程见图 10-16。

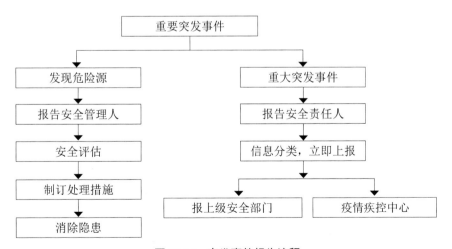

图 10-16　突发事件报告流程

注：上报信息及时、准确、客观、全面

（五）突发事件处理

突发事件处理流程见图 10-17。

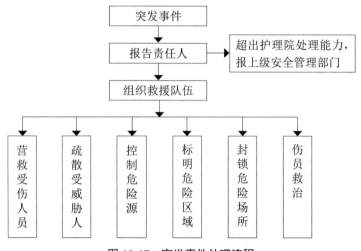

图 10-17　突发事件处理流程

安全管理与考核方法见表 10-2。

表 10-2　安全管理考核方法

序号	考核内容	考核要求	分值（分）	扣分标准
1	安全管理组织	有	10	没有扣 10 分
2	职责与规章制度	1. 有逐级岗位职责 2. 有规章制度	10	缺一项扣 5 分
3	培训	有培训教案，2 次 / 年，全员参加，有考核成绩	10	没有教案扣 5 分；未完成培训计划扣 5 分
4	护理院必须具备的应急预案	共八项	20	少一项扣 4 分，扣完为止
5	整改措施	有记录，有备案	10	没有扣 10 分
6	重点关注的危险源清单	有	10	有但不全扣 5 分；没有扣 10 分
7	重点防护的老年人名单	有	10	没有扣 10 分
8	危险源标识	明显	10	有标识但不明显扣 5 分；没有扣 10 分
9	科室台账	有	10	没有扣 10 分

（杜鸟林）

第11章

护理院文化建设

第一节 概 述

一、定义

（一）文化

文化是地区人类的生活要素形态的统称，即衣、食、住、行、冠、文、物等，同时也是人类全部精神活动及其活动产品。

（二）护理院文化

护理院文化是社会文化在护理院领域的表现形式，是社会文化的一部分，是护理院职业形象、职业行为、职业规范和职业道德的集中表现。

护理院是医养结合型的社会公益机构，国外称之为社会企业，因此，护理院文化建设管理实质上就是企业文化建设与管理，护理院医养结合型特征决定了其文化具有医与养两个方面的文化内涵，即中外医学的仁者之心，博爱之心、科学之心的医护文化基因，同时，还有孝亲敬老、"老吾老及人之老"、养老孝亲的人性亲情之心，孝为德本的感恩之心，孝为百善之首的善心、先天下忧乐之社会责任心的文化基因。

二、护理院文化内涵与功能

（一）护理院文化内涵

1. "孝"文化 护理院文化核心价值观既有中华民族悠久孝文化之基础，也有新时代社会发展要求，是历史与当代，民族与地域的结合。民族文化是民族共同体认同的纽带，中华民族五千年历史，九万里版图，从而形成了"千里不同风，百里不同俗"各具风貌的地域文化。"燕赵多慷慨悲歌之士，吴越富文学诗歌之才""楚地多狂士，齐鲁出健儿"等。各地的地域文化经数千年之发展，成为当地民众的集体潜意识，特别是生活于其地的老人，更是这种地域文化潜意识的承载主体，以服务当地老年人为主要职责的护理院，其文化建设不可避免地会受到地域文化影响，并采取顺应的方式将之同化入护理院文化建设的组成之中。

2. "养"文化 老年人是一个特殊群体，"愉色而养"是护理院服务的宗旨，即让老年人开心快乐地享受晚年，将控制权还给老年人和与他们亲密接触的人，创造一种肯定生命意义的、令人满意的、人道的、有意义的老年文化，护理院是家，被照护的老年人是常人，滋养着希望，孕育着生命的意义。

3. "医"文化　护理院老人多为失能及半失能老人，常伴有多种基础疾病，对医疗有不同程度的依赖，护理院作为医养结合养老服务机构，中外医学的文化价值观是护理院文化价值观的重要因素。

4. 宗教文化　宗教文化是人类文化的有机组成，它对于人类社会的和谐发展有着重要的促进作用。中华文化儒道释合一，宗教的体量十分明显。宗教其实是人类想突破肉体生命局限的情怀。这种情怀在步入老年后尤其突出。护理院老人相当一部分都有着或多或少的宗教信仰，尤其是安宁疗护中，宗教文化的介入是全人性化、全队式照护不可缺少的组成。

5. 地域文化　护理院老人来自不同的地域，不同的地域具有不同的生态、民俗、传统及习惯等文化表现，尊重老人的地域文化，也是护理院文化特征之一。

（二）护理院文化功能

1. 导向作用　引导全院职工向文化价值观导引的目标方向发展，形成特色鲜明的养老文化。

2. 整合与凝聚作用　任何人类共同体文化都是凝聚群体的纽带与灵魂，文化价值通过各种制度将不同文化背景的人整合入群体之中，并对其文化价值观取得共识，由此而形成群体内在的凝聚力。

3. 教育与传承作用　独具特色的护理院文化形成之后，还可以通过各种教育、培训、宣传等方法使之不断地成熟与发展，在引导、整合新员工与新服务对象的同时，也向社会宣传新时代文化康养观，使老年人入住护理院后享有愉悦感。

文化是灵魂、是旗帜、是关系到护理院能否顺利发展的软件工程是每个护理院院长的首要任务。

第二节　护理院文化建设

护理院文化建设是一个宏大的系统工程，它既受到国家与社会环境的诸多影响，由院长、管理层、医护人员、服务对象诸多主体共同参与，也是由各种制度、外观形象表现出来的文化体系，院长、管理层、医护人员、服务对象是其四大建设主体。

一、文化建设主体

（一）院长

护理院院长作为护理院最高层的管理者，其管理重点应当是护理院文化建设中战略性层面，要对全院文化建设提出有价值的理念。文化是旗帜，是目标，取决于院长的文化胸怀与视野。"君子德之风"，院长之德即为全院文化建设的风向标，院长的人文关怀，关系到全院的人文关怀与人性化管理。

院长在护理院的文化建设管理之中，首先熟悉与了解东西方医、养文化的基本理念与价值观，熟悉与了解护理院所处之地域文化环境，在这个基础上，根据护理院员工与服务对象的文化现状，创造性地提出护理院的文化建设目标，并将这个目标分解到各部门，以各种制度或形观文化将之落实。

（二）管理层

现代企业（机构）管理是建立在分工基础之上的部门管理，院长提出文化建设的理念与目标后，需要管理层的参与、讨论、完善，并制定各种管理制度，将之制度化和规范化，通过制度的规范、整合，使文化价值观内化到各项具体的工作中，内化到每个员工工作的言行举止之中。

管理层是一个企业或机构的中间层，起着承上启下的作用，是全院工作衔接的桥梁与通道，也是文化价值观建设的重要环节。其文化建设中的工作主要有 4 个方面：一是价值观确定之前的参与讨论，献计献策；二是价值观和目标确定后，将之与各部门结合，制订出具体落实的各项制度；三是日常工作中检查与督促各项制度的执行与落实；四是根据新的发展情况，向医院提出文化建设的发展建议。

管理层有着不同的分工，与院文化建设关系最密切的主要是院办公室、宣传科、人事科及工会等，而具体承载者是社会工作者，社会工作者是医疗、养老两个领域的重要参与者，在这方面很多国家都有政策法规方面的规定，我国近年来也逐渐开始完善，对医院、护理院、养老院都提出了配置社工的具体要求，护理院社工重要的工作职责就是参与该院的文化建设，并设计、规划成丰富多彩的文化活动，组织员工与入住老人参与，使文化建设得到具体落实。

（三）员工

员工是护理院文化建设的关键力量，其中医护人员负责医疗技术护理，护理员负责日常生活照护，行政及后勤人员为护理院老人服务提供服务保障。他们都是护理院基层文化建设的主体，具有文化建设管理的共通性。

基层员工是护理院文化建设的具体落实者，体现院内文化价值观的各项制度需要在他们的日常工作中得到具体的落实，人性化的服务理念需要在他们的言行举止中得以展现，其对院文化的认同程度直接影响护理院的工作规范与服务质量。作为最基层的工作人员，需要上级的人文关怀与文化导引，他们既是院文化的实施者，也是院文化的关怀者。

对基层员工的文化管理包括两个方面：一是检查、督促日常工作中的人性化与规范化的落实情况；二是要通过各类学习、培训、拓展活动，对他们进行人文关怀与文化导引，特别要注重解决他们在工作中和生活上的困难。

要认识到每个人终将步入老年，"老吾老以及人之老""老人老即老己老"，善待老人就是善待自己。确立这样的文化理念，才能使员工发自内心地热爱养老这份职业。生老病死中的"老、病、死"是每个人都必须经历的，我们今天服务老人，解除他们"老、病、死"之苦的同时，也为自己的老年幸福奠定了基础。

（四）服务对象

护理院的服务对象是入住的老人，他们不仅是服务对象，同时，也是护理院文化建设的参与主体，帮助、引导入住老人确立科学、人性的老年观，是护理院文化建设的重要部分，也是安宁疗护中不可缺少的一个环节。

科学的老年观认为生老病死是人生之必然，老年是人生旅程的最后一段，在这个阶段中，生理功能退化是不可避免的，但数十年阅历所形成的心智绝大部分老人能始终保持，配合适当的活动，可延缓生理功能的退化，并在社会支持与心灵平和的基础上延长生命，所以，老人除了在生理功能方面需要借助他人与器具帮助养老之外，在心理、社会、灵魂的健康等方面，都可以通过自身的身心调节得以实现，改善身体的健康状况，这就是老人的文化"自养"与"康养"。养老其实是一种助养与自养的结合，"自养"是更为重要的内因，"自养"重在"养心"与"养神"，促进老人确立科学、平和的老年文化观，调动其内在的文化康养动力，实现"助养"与"自养"的有机结合，是护理院文化建设重点所在。

二、文化建设层面

（一）价值观建设

价值观建设是文化建设的核心部分，整个文化体系建设都受其指导与制约。一般人们常用高度凝练、简短易记的词语将之表现出来，如我国社会主义核心价值观："富强、民主、文明、和谐，自由、平等、公正、法治、爱国、敬业、诚信、友善" 24 个字，将国家、社会、个人 3 个层面的要求概括出来，很多大学与企业的校训、厂训，其实就是他们独特的文化核心价值观的表现，如清华大学校训"自强不息，厚德载物；独立精神，自由思想"；黄埔军校为中国近代国共两党培养出大批杰出的将帅，其大门对联："升官发财请往他处，贪生怕死勿入斯门；横批：革命者来"，这就是其校训的精神写照。

护理院的文化价值观建设不仅要在院训中言简意赅地彰显出来，更需要护理院章程予以全面阐述，并具体落实到每年的工作计划与总结中。在文化价值观建设中，院长是最重要的主体，需要管理层、员工、服务对象多维主体的共同参与，形成共识，并落实到日常工作之中，成为全院文化的内涵。

护理院文化建设离不开国家与社会的宏观环境的制约，同时也离不开社会媒体、自媒体的宣传，因此，院长在核心价值观的建设中，需要对国家与地方的社会环境文化与政策有充分的了解，并主动与政府部门、社会媒体、自媒体、各类社会组织进行沟通，交换信息，同时还要积极、主动地组织力量，向社会宣传护理院的文化，使之得到社会的广泛认同与景仰。

（二）制度文化建设

制度文化是以有形的、强制性的规范，成员遵循与服从价值观文化的内涵，并在这种制度的规范下，形成习惯，转入自然。作为世界上唯一延续五千年文明的古国，中华文化特别重视制度文化的作用。周公作礼，礼就是制度。孔子在周公的基础上创建儒家学派，"仁者爱人"是他的文化价值观，实现"仁"的途径则是："克己复礼为仁""非礼勿视，非礼勿听，非礼勿言，非礼勿动"，"礼"的制度成为儒文化价值观的载体与典范。汉代以后，历代王朝建立之初，都要"制礼作乐"，制礼就是制定制度；作乐就是教化民众，企业文化建设同样如此。企业创建之初，就要用各种制度将企业章程中体现的文化价值观，用各种制度将之规定下来，用制度来规范与陶铸员工与服务对象。

机构、企业制度文化是机构、企业领导体制、组织机构和管理制度的具体体现，领导体制的组成形式往往折射着一定的文化精神，中国大学的领导体制——"党委领导下的院长负责制"就体现了党委集体领导与院长专业负责这样一个科学与专业，集体与个人的民主平衡内涵。很多企业董事会都是 5 ～ 7 人的奇数制，也是为了重大决策的民主。同时，职业经理人的总经理或院长负责制，同样也是为了集体领导与个人专业负责的民主平衡。

组织机构的设置背后也是有着深厚的文化内涵的，近现代企业或机构基本是金字塔式的组织机构，体现的是工业社会的分工与科层制的需要，但在后工业社会，扁平式、项目制的组织机构也开始形成，这种组织机构态势更有利于人的创造性，即使是金字塔式的组织机构中，每一层级中都有很多平行的科室、病区、这种纵向与横向的结合，其实也是为了更好地落实人性化的民主管理。

企业管理可分为两大部类，即物的管理与人的管理。现代化的大机器生产流程使每个企业每天都产生大量的信息流、物流、人流、现金流。生产的复杂性与流动的多变性、快速性，生产各部分之间严密的连接精确性，都使之必须实行严格与科学的分工，以保证决策得以执行，生产有序发展，利润得以实现。为此，现代企业将物的管理精确到了每一个毫米空间与秒读数的时间段，这个空间与时间里工作的人也在这种严密的管理之中，也成为众多的物的组成，成为"生产线上的一粒螺丝钉""一粒尘埃"。

人的动作被分解而无数次地重复，人的位置被固化数小时而不动，人的思维被简略成直线的连接，这种管理效益虽然很高，但人极易疲劳，需要辅以人性化的关怀予以缓解。以人性化服务为宗旨的护理院，其各项管理制度中都要体现出人性化的内涵，无论是人事制度、医护质量制度、食堂管理制度、财务制度等，概莫能外。如人事制度中人员的配比安排、薪酬激励、晋升考核、职业生涯等。而作为一个服务型机构，服务质量、医护质量则是集中体现护理院人性化服务的最关键所在。护理院规定护理员夜班 2 小时为老人翻一次身，既考虑到防止老年人压疮形成，也考虑到护理员的工作量，人性化在服务者与被服务者双方都得到体现。

（三）形观文化建设

1. 色彩文化　护理院形观文化表现形式很多，外在的建筑装修形态、色彩、病区的设置、文化墙、宣传画等无一不体现出一定的文化寓意。很多护理院的墙壁、护士的服装都是白色的，这往往给入住老年人"冷""冰""惨淡"的感觉，服务人员服装的不同色彩会给老年人不同的感觉体验，如粉红色给人以温馨感觉，寓意着生命的温暖、生命力的旺盛；蓝色给人安静宽广的感觉；绿色孕育健康和希望，老年人最需要这种富有生命力的心理暗示与导引。

2. 信息文化　院刊、院报、宣传栏、微信群、公众号等，可从不同的角度及不同的形式，表彰和宣传全体员工的精神风采，进行文化塑形、整合的同时也最大限度的将全院员工吸纳到护理院文化建设之中，使全院员工都能分享护理院文化建设的成果，共同促进护理院文化建设的发展。

3. 礼仪文化　护理院工作人员待人礼仪、言谈举止，最具文化内涵。言为心声，温馨的语言与笑容，是内心人性与阳光的流露，这种文化、文明的自然表现是需要培训、修炼才能形成的。要通过各类文化培训活动，养成护理院员工文化自信、职业自信、人格自信。这样就能在举手投足之间，体现出阳光、积极、健康、上进的精神，有这种精神就能有阳光的笑容，就能善解人意，善于与服务对象建立信任关系，取得良好的服务效果。

三、文化建设方法

护理院文化建设的方法可概括为领导重视、专职负责、部门配合、全员参与、载体丰富 5 个方面。

（一）领导重视

领导重视是文化建设最重要的环节，护理院作为一个社会企业，为了生存与发展，很多院长都将主要精力放在经济方面，当然是无可非议的，但应通过高品质的服务及文化内涵转化为经济效益，经济收入的长远发展是建立在文化内涵之上的，如果缺乏文化内涵的支撑，员工缺乏凝聚力，不利于护理院的生存与发展。

领导对于护理院的文化建设要有具体的规划，并定期检查这些规划落实的情况。每年、每月的工作计划中，文化建设都要有其相应的部分，同时，对于文化建设需要的投入，院领导不能因为这是一个长期才能见效益的软件建设而予以忽视。

院领导要积极参加文化建设活动中，不能以工作繁忙，忽视文化的参与，如护士节的团建、老年节的活动等，院领导的参与，是领导重视的体现，能有效调动与激发全院员工参与文化建设的激情，同时，也是最好的人性与民主的文化展示与激励。

（二）专职负责

文化建设应有专职部门、专职人员负责。专职部门可以根据各院的具体规模而灵活设置，500 张床位以上的护理院可以参考国内较好护理院文化建设的办法；500 张床位以下的不必单独设置部门，可在院长办公室中设置专职的工作人员。这些专职的工作应由具有社会工作者担任，在现有国家各级政府相关护理院养老机构人员配置中，社会工作者是最佳的院文化建设的专职负责岗位。

（三）部门配合

护理院文化建设涉及护理院工作的各个层面，与各部门的交合之处非常多，需要各部门人、财、物、时、空等多方面的支持与配合，如果没有这个支持与配合，很多日常的形态文化建设是无法完成的。

（四）全员参与

1. 员工文化建设　员工文化建设主要是培训、教育、引导、参与 4 个方面。

（1）培训：护理院的员工来自四面八方，文化程度参差不齐，文化背景千差万别，因此，针对性的文化培训是不可少的。员工入职之初，可以通过员工文化背景调查表，对员工文化背景与基础有一个基本的了解，然后在入职培训的内容中，安排半天左右的入职文化培训，主要是对护理院的文化核心价值观、文化建设目标、文化制度、文化学习，以及本人的职业生涯与文化建设的关系等，进行培训，让新入职员工在对护理院文化核心价值观了解的基础上，坚定自身的职业选择。

除了入职培训之外，员工培训是现代企业、机构的最佳的福利，是促进员工不断成长与发展的平台，根据员工岗位、文化要求，护理院要设计出每年至少一季度 1 次的文化建设培训。

（2）教育：除了定期或不定期的文化培训之外，护理院还要根据每个员工的岗位、文化基础为每个员工量身打造、设计其职业生涯发展与文化发展的教育计划。这个教育计划既有其业务性的，如职称晋级学习、教育，同时，也有其学历性的，如在职成人教育学习，还有其爱好发展性的，如书法、文学、体育、婚恋、家庭等。

（3）引导：护理院员工特别是护理员，因为社会地位与工资收入不高，所以往往缺乏文化自信，常有自卑心理，需要专职社工去做专门的引导，要确立护理员是一个慈善、仁爱、孝亲、敬老的神圣的职业，是值得社会尊重职业。目前社会尊重不够是我国社会文明发展不足的表现，工资暂时不高，同样也是分配制度不健全所致，随着社会体制的完善，这种现象会逐渐消失。

（4）参与：建立了文化自信，员工就会积极地参与全院的各项文化建设的活动之中。而在这些精心设计的文化活动的参与、互动之中，员工会进一步被院文化价值观所感染、熏陶、塑形，整合于院文化的整体之中，成为院文化的亮丽的景观之一。

2. 入住老年人文化建设　老年群体体量大，文化背景复杂多元，价值观与文化习俗往往固化，整合难度大，调研、顺化、参与、和合为其主要工作途径。

（1）调研：对新入住老年人首先要进行一个基本的文化调研，对其文化程度、文化背景、宗教信仰、价值倾向、文化习俗等文化指标有一个基本的了解，在这个了解的基础上，帮助他们建立文化指标相近的群体，相扶相助适应护理院环境与文化。

（2）顺化：在充分了解老年人的文化指标的基础上，找出其价值观主体与护理院价值观契合与相近之处，然后投其所好，引导归流。用他们喜闻乐见的文化语言将护理院的文化宗旨与文化制度传播给他们，达到两者的顺化。这种顺化是求大同、存小异的顺化，是主体价值观的相顺相融，特别是对生命意义的认知之顺化。

（3）参与：文化活动的参与是入住老年人文化顺化、同化的重要途径。社工要根据老年人的文化背景设计出不同的文化活动项目来吸引老人参与文化活动的互动。在这个互动过程中，使老年人原来的文化与护理院文化进行交融。

（4）和合：经过一段时间的文化参与互动后，入住老人就能逐渐地实现两种文化碰撞中的顺化、融合，实现文化的和合、心境的和合、生命与自然的和合。

3. 全员参与

（1）参与老年人的入住接待。

（2）促进老年人的适应与社交。

（3）开展对老年人家属的服务。

（4）丰富老年人的精神需求及提供安宁疗护服务。

（5）做好志愿者的管理。

（6）参与募捐的管理。

（五）载体丰富

护理院的文化建设载体丰富，主要是指其形态文化建设的活动项目形式丰富而多彩，不但有定期出版的院报、院刊、宣传栏、病区健身操、电视、视频、微信群、公众号等，还有社工为不同群体设计的各类文娱活动，这些文娱活动以娱载文，以娱寓文，让参与者在娱乐中熏染陶冶于文化，于娱乐中促进群体的社会健康。

护理院文化建设需要借助丰富多彩的文化载体来表现其文化价值观，并用丰富多彩的文化载体，吸引众多的员工与服务对象参与到文化建设的互动中。

护理院文化建设载体丰富的一个方面就是新的科技载体的引入，如以微信群来扩大住院老人的社会联络与社会健康，以公众号来宣传院文化建设，以微信视频增加入住老年人与子女的沟通与联系，以轨迹大数据分析来了解老年人的文化诉求等。

第三节 护理院文化建设评价体系

一、文化测评

文化测评见图 11-1。

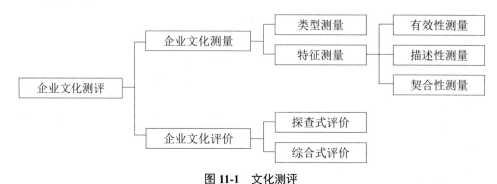

图 11-1 文化测评

二、文化评价步骤

文化评价步骤见图 11-2。

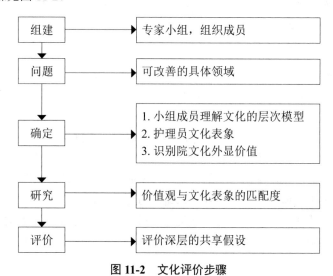

图 11-2 文化评价步骤

三、文化建设体系评价

护理院文化建设体系评价其实就是将上述的文化评价理论予以具体的落实。首先就是对护理院文化进行文化测量，先做类型测量，这样很简单，护理院是企业文化中服务类型，然后做特征测量，先别从有效性、描述性、契合性 3 个方面进行测量。这些测量可以通过问卷、访谈、座谈会等形式收集数据，然后对这些数据进行分析后做出测量评价。

以测量评价为基础，护理院文化评价工作可用探查式评价，其 5 种理论假设都可以设置成不同的问卷、访谈提纲等，由专家组进行探查、评价，特别是护理院的外在形态文化与内在价值观是否匹配。通过比较价值观与文化表象的不匹配的地方来探查深层假设，这是极为关键的一个环节。评价者通常可以收集那些企业所公开的行为、政策、规则和实践等（表象），并将其与愿景宣言及其他管理沟通形式规范表达的价值观（外显价值观）相对照，在比较中找出两者不一致甚至存在矛盾冲突的地方。而后需要推测出究竟是什么推动着公开行为和其他表象。这些往往就是文化基础假设的线索所在。梳理这些线索，进一步确认这种不匹配的规律性，从中逐一确定文化的潜在假设。将发现的潜在假设专门区分标示出来，然后查看它们是否能解决文化中的大部分表象，以及探寻它们之间可能存在的关联和隐藏的规律。如果上面环节取得的效果还不够理想，那么就可以启动下一个小组讨论，以达到预期的效果。结合具体问题评价深层共享假设，是要定性地去看待它们在具体问题中所起到的影响。在这个环节要客观地去评价，而不是听取某些人的片面之词，必要时还需要通过其他方式加以验证。最终，不仅要形成定性的认识，还要分析出这些假设是怎样起到帮助或阻碍作用的。

护理院文化建设体系评价经过上述步骤后，最后要形成综合性评价的文本，以供护理院文化建设之发展。

四、护理院文化品牌建设

护理院文化品牌就是护理院特有的具有文化意义和文化价值的服务特色与标识。通过这独特的文化品牌形成的社会信誉度、认可度，就能形成强大的社会资源聚合力，使更多的服务人群与社会资源向护理院汇集，从而为护理院的发展奠定牢固的文化品牌基础。其建设途径为目标明确、制度保障、宣传弘扬及发展维护 4 个方面。

（一）目标明确

首先要有一个明确的文化建设品牌的目标，护理院在普世的价值观中提炼出独有的价值观，用简短、醒目的文字、图形、院训、logo、门联等表现出来，从而被民众认可和肯定，并将之传播与弘扬。

（二）制度保障

文化品牌的建设是一个不断发展的过程，也是需要人、财、物的投入，要有制度性保障，不可朝令夕改，也不可随领导的变化而发生改变，每一任领导都可提出建设性意见，但在其核心价值观或其表现形式上，一定要注意文化品牌形成的积累要求，只能在原积累上加砖添瓦，而不能拆台重来。

（三）宣传弘扬

品牌文化建设的宣传手段与形式很多，除广告外，还有新闻报道、专场推介、活动策划等，但无论采用什么形式，品牌建设的基础在于自身的文化内涵，在于自身的服务，有这个基础，就可以做到最广泛的受众之口碑相传。"金杯银杯不如群众的口碑"，受众的口碑，其社会认可度、传播速度是其他任何形式无法与之相提并论的。

（四）发展维护

文化品牌形成需要一个发展的过程，成形与完善后同样需要发展与维护。没有发展与维护，任何文化品牌都有可能落伍、褪色、残破、淘汰。文化品牌的维护与发展需要全员的参与，特别是员工的文化传承是最为基本的载体，因为员工具有一定的流动性，新的员工入职后就要及时进行院文化建设的全面培训、教育与督导，迅速完成其文化塑形，使之成为院文化精神发扬光大的传承人，文化品牌的维护发展者。

护理院品牌维护需要注意的就是另一大流动群体——入住老年人，新入住老年人的文化塑形是护理院品牌维护与发展的重要环节，这个环节如果不能及时完善，造成新入住老年人对护理院文化的误解，就会众口铄金，将护理院多年辛苦建设的品牌毁于一旦。对新入住老年人及时跟进、文化品牌宣传、引导、认同、塑形的工作预案要形成制度，这样才能保证在最短的时间内完成他们对院文化品牌的认同。

（高　钟）